AF474258

DES

LÉSIONS TRAUMATIQUES

PORTANT

SUR DES TISSUS MALADES

PAR

Georges BOUILLY,

Docteur en médecine de la Faculté de Paris.
Aide d'anatomie, à la Faculté de médecine de Paris,
Ex-interne lauréat des hôpitaux,
Membre de la Société anatomique.

PARIS
LIBRAIRIE J.-B. BAILLIÈRE ET FILS
19, rue Hautefeuille, près du boulevard St-Germain

1877

DES

LÉSIONS TRAUMATIQUES

PORTANT

SUR DES TISSUS MALADES

DES

LÉSIONS TRAUMATIQUES

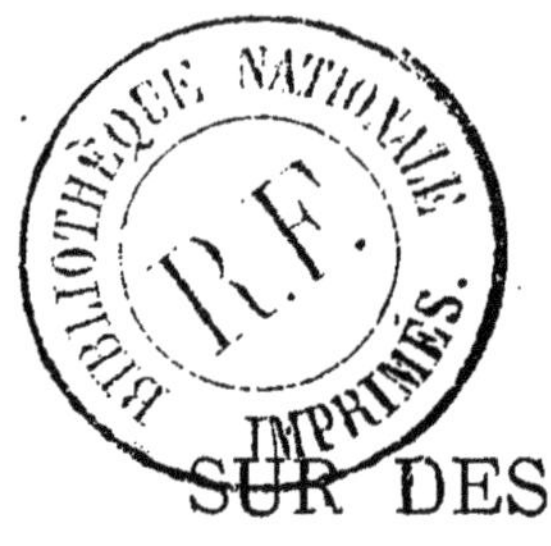

PORTANT

SUR DES TISSUS MALADES

PAR

Georges BOUILLY,

Docteur en médecine de la Faculté de Paris.
Aide d'anatomie, à la Faculté de médecine de Paris,
Ex-interne lauréat des hôpitaux,
Membre de la Société anatomique.

PARIS
LIBRAIRIE J.-B. BAILLIÈRE ET FILS
19, rue Hautefeuille, près du boulevard St-Germain

1877

DES

LÉSIONS TRAUMATIQUES

PORTANT

SUR DES TISSUS MALADES

INTRODUCTION.

Toutes les fois qu'un traumatisme accidentel ou une opération chirurgicale atteint une région, les éléments nécessaires à l'appréciation de l'évolution morbide ultérieure et partant du pronostic, se tirent de trois ordres de faits : 1° de la nature de la blessure ; 2° de l'état actuel ou antérieur du blessé ; 3° du milieu dans lequel il se trouve. *Blessure*, *blessé*, *milieu*, voilà une triade simple. facile à retenir, et dont les trois termes ont une importance égale. Quelles sont donc les notions que nous possédons sur chacun de ces termes ?

Dans ces dernières années, sous l'impulsion donnée par M. le professeur Verneuil, le *blessé* a été et est encore l'objet d'une étude approfondie : ses affections antérieures, ses états, constitutionnels ou non, héréditaires ou acquis, ont été fouillés, analysés au point de vue de leur influence sur la marche des traumatismes.

L'arthritisme (goutte et rhumatisme), l'herpétisme, le cancer, la scrofule, la syphilis, l'alcoolisme, l'impaludisme, la glycosurie, l'albuminurie, la leucémie, le scorbut, ont donné lieu à des travaux importants, dont la plupart sont résumés dans l'excellente thèse de M. P. Berger, où nous trouvons l'exposé le plus complet de nos connaissances actuelles sur cette question (1).

Le *milieu* a été également étudié : la préoccupation constante des chirurgiens pour éviter les complications survenant chez leurs opérés a produit une série de notions des plus importantes. Si les agents infectieux qui empoisonnent le milieu et créent les dangers opératoires ne sont pas connus dans leur essence, ils le sont tellement bien dans leurs effets que cette donnée a suffi, au moins pratiquement. Nous connaissons à peu près aujourd'hui les conditions qui vicient le milieu, les moyens de l'assainir et partant de prévenir les accidents dont sa viciation est l'origine. Ce sera un des grands titres de la chirurgie contemporaine que la notion de la *septicité* et la découverte des divers moyens destinés à la combattre.

La *blessure* a-t-elle été l'objet de semblables études? Nous ne le croyons pas. Sans doute, on a bien établi des classifications des blessures d'après leur mode de production ; on a bien établi des échelles de gravité d'après

(1) Verneuil. Névralgies traumatiques secondaires précoces. Archiv. de méd., 1874. — Id. Mém. Soc. de biologie, 1875, p. 15. — Eonnet. Th. de Paris, 1868. — H. Petit, 1875.— Péronne, 1870. — Léoty, 1873. — Deriaud, 1868.

leur siége, leur forme, leur étendue, l'importance des organes qu'elles intéressent. Mais je ne sache pas qu'il existe de travail d'ensemble sur les blessures elles-mêmes considérées comme point de départ des accidents soit locaux, soit généraux. La notion de la blessure primitive a, dans ces derniers temps, un peu disparu, éclipsée par les recherches plus générales, il est vrai, sur l'état actuel ou antérieur du blessé, sur le milieu dans lequel il se trouvait. Et cependant, il est presque naïf de reconnaître que, dans l'immense majorité des cas, c'est de la blessure que partent les accidents dits généraux, c'est-à-dire ces anomalies primitivement locales qui, plus tard, retentissent sur l'organisme tout entier.

D'un autre côté, s'il paraît démontré aujourd'hui qu'une blessure, portant sur un individu diathésique revêt dans son évolution ultérieure une marche particulière, peut provoquer l'explosion d'accidents spéciaux à la diathèse; s'il est incontestable qu'un blessé, placé dans un milieu impur, a grande chance de voir se développer, du côté de sa plaie, des accidents liés aux mauvaises conditions du milieu, il paraît évident au premier abord qu'une blessure intéressant des tissus *antérieurement malades* ne se comportera pas comme une blessure tombant sur un tissu *sain*.

Ce point de l'histoire des traumatismes nous semble avoir été laissé de côté, et pourtant, comme nous espérons le démontrer dans ce travail, c'est une mine riche en applications au point de vue du pronostic et des indications thérapeutiques.

C'est cette lacune que nous chercherons à combler. Les difficultés de ce travail sont immenses : le traiter dans son ensemble, ce serait faire un traité de pathologie qu'on pourrait intituler *Pathologie des tissus malades*. Nos forces et nos connaissances n'y suffiraient pas ; nous ne prendrons que quelques points limités de la question ; des recherches ultérieures élucideront peut-être ce qui restera obscur dans notre travail et en dehors de lui.

CHAPITRE PREMIER.

ESSAI DE CLASSIFICATION DES TISSUS MALADES

Les nosographes, en décrivant les blessures accidentelles et chirurgicales en général, leur marche, leur pronostic et leur traitement, sont implicitement partis de cette hypothèse, que les tissus blessés *étaient sains et doués au moment de l'accident de toutes leurs propriétés physiologiques.*

Ils ont alors indiqué comme normale l'évolution du processus traumatique telle qu'elle se montre dans ce cas, puis rangé dans un chapitre à part, sous le nom d'*Accidents* et de *Complications*, toutes les anomalies de ce processus, toutes les déviations du travail réparateur.

On peut ajouter encore qu'ils ont généralement supposé leurs blessés et leurs opérés *sains de corps et d'esprit* et vivant dans un milieu salubre, et considéré comme exception à la règle les cas où les sujets susdits étaient en proie à une maladie générale antérieure ou exposés aux influences délétères d'un milieu impur. Certes, ils ont bien fait de procéder du simple au complexe et de prendre pour leur description un type qu'on est toujours sûr de retrouver, puisque toujours on observera des blessures portant sur les organes *sains* d'individus *sains*, et qu'on s'efforce quand on opère d'agir le plus possible sur des tissus exempts de toute tare et d'intervenir seulement quand toutes les conditions étrangères à la blessure elle-même sont aussi favorables que possible.

Malheureusement, dans la pratique, les choses se passent trop souvent d'une tout autre manière.

A la vérité, les blessés accidentels *sains* ne sont pas rares, mais les opérés bien portants le sont déjà plus, puisque maintes fois nous intervenons pour faire disparaître les manifestations locales d'un état constitutionnel.

Les milieux irréprochables se rencontrent aisément à la campagne et dans la pratique privée, mais dans les grandes villes et dans les hôpitaux ils sont bien fréquemment contaminés.

Enfin, si l'agent vulnérant ou si nos instruments portent parfois sur des organes et des régions où règne l'ordre anatomique et fonctionnél, à chaque instant la violence inattendue ou préméditée sévit sur des organes malades ou l'ayant été, sur des tissus altérés diversement et à des degrés différents et depuis un temps plus ou moins long.

Le raisonnement fait prévoir et l'expérience prouve sans cesse que ces tissus, modifiés par la maladie, composés d'éléments anatomiques défectueux, et dans lesquels les propriétés normales sont remplacées en totalité ou en partie par des propriétés pathologiques, ne réagissent pas comme des tissus sains et que le foyer traumatique creusé dans leur épaisseur présentera nécessairement une évolution particulière.

Si tout est normal dans le foyer traumatique, il y a chance pour que la guérison s'effectue régulièrement. Si, au contraire, le mauvais état antérieur des tissus blessés apporte à la marche du travail réparateur des entraves inévitables, on risque fort de voir la cicatrisation au moins languissante sinon tout à fait empêchée.

L'enquête devra donc porter avant tout sur la qualité des parties diverses : éléments anatomiques, tissus, organes, régions, composant ou recélant le foyer traumatique, et nous apprendre si ces parties sont saines ou entachées d'une altération quelconque *antérieure* à la blessure.

Théoriquement, rien de plus facile à résoudre. Nous déclarons *sains :*

1° *L'élément anatomique* ayant sa forme, ses dimensions, sa composition chimique et ses propriétés normales ;

2° *Le tissu* composé d'éléments anatomiques sains, en nombre, proportion et disposition ordinaires, sans mélange d'éléments anatomiques quelconques, présentant sa texture typique et jouissant intégralement de ses attributs physiologiques ;

3° *L'organe* constitué par des tissus sains offrant sa structure normale, ses connexions habituelles et capable de remplir les fonctions qui lui sont dévolues ;

4° Enfin *la région* où tous les organes sains et au complet sont disposés en leur lieu et place, et qui ne recèle aucun corps étranger.

Théoriquement encore, nous dirons *lésés*, *altérés*, *morbides*, *malades :*

1° *Les éléments anatomiques* déformés, divisés, dissociés, ramollis, infiltrés de produits divers, etc., ayant en un mot perdu leur composition chimique, et en partie ou en totalité leurs propriétés spéciales de cohésion, nutrition, régénération, etc. ;

2° *Les tissus* se trouvant dans l'une des conditions

suivantes : éléments anatomiques non altérés dans le sens propre du mot, mais en proportion anormale ; l'élément fondamental prédominant sur les éléments accessoires ou réciproquement, absence complète d'un élément, les autres restant à l'état habituel ; mélange d'éléments sains et d'éléments altérés ; altération complète de tous les éléments au même degré ou à des phases différentes ; introduction dans les interstices interélémentaires de produits ou de corps étrangers ; infiltrations diverses ; imprégnation des éléments ou de leur gangue par des substances généralement fluides, souvent impossibles à démontrer directement, comme les venins, les virus ; mais doués de propriétés extra-physiologiques plus ou moins nuisibles à la fonction du tissu ;

3° *Les organes* dont un ou plusieurs tissus sont altérés, atrophiés ou hypertrophiés, en état d'hypo ou d'hypergenèse, ou remplacés en quantité plus ou moins notable par des éléments, des tissus ou des corps surajoutés n'appartenant à aucun titre à la composition normale de l'organe, s'y trouvant à l'état d'hétérotopie et y jouant le rôle de corps étranger ; malades encore le plus souvent, les organes refoulés, comprimés, déplacés, privés de leurs moyens de fixité et de protection ;

4° *Les régions* renfermant un organe malade ou en état d'ectopie, une tumeur liquide ou solide, ou affectées d'hypertrophie partielle ou générale.

Faciles à admettre en théorie, ces états sains et morbides ne sont pas toujours faciles à reconnaître en pratique, et si dans bien des cas nous avons peine à nous prononcer sur l'état de santé ou de maladie d'un individu tout entier, nous n'éprouvons pas moins d'embarras à affirmer ou à nier l'intégrité, la *santé*, si je puis employer ce terme, d'un élément anatomique, d'un tissu, d'un organe ; même après les investigations les plus minutieuses, nous restons dans un doute prudent et plus d'une fois l'examen *post mortem* macroscopique ou microscopique nous révèle seul des altérations non soupçonnées ou s'étant dérobées à nos recherches.

Ces difficultés n'existent pas seulement pour les organes profonds, plus ou moins inaccessibles à nos sens et à nos moyens d'exploration, elles se rencontrent à chaque pas. Il nous semble donc utile d'en signaler quelques-unes en soulevant certaines questions que je me sens incapable de résoudre entièrement, mais que je crois indispensable de poser.

I.

Le terme de *tissus altérés* est extrêmement vague et il convient tout d'abord d'en établir une sorte de classification. Nous avons déjà, dans les pages précédentes, ébauché implicitement cette classification, en faisant ressortir les conditions d'intégrité ou de maladie de l'élément anatomique, du tissu, de l'organe, de la région. Mais nous devons entrer ici dans des détails plus circonstanciés.

Rien n'est plus difficile à établir que cette classification, et la raison de ces difficultés est bien simple à trouver : il est extrêmement rare que dans un tissu, un organe, une région, un des éléments soit seul altéré. La présence d'un élément malade entraîne le plus souvent des modifications dans la vitalité des voisins, et l'on n'a de ressource dans ce cas que d'établir la morbidité du tissu, de la région, etc., d'après la prédominance de telle ou telle lésion : première difficulté.

Dans un autre cas, non-seulement plusieurs lésions élémentaires sont combinées, mais ces lésions elles-mêmes sont sous la dépendance d'altérations soit d'un système tout entier, soit de l'organisme lui-même, et l'on est à se demander quelle part revient dans l'évolution pathologique locale à l'influence du tissu localement malade ou à celle du système ou de l'organisme altéré : deuxième difficulté. Ces propositions se justifieront amplement plus tard par des exemples ; nous ne faisons que signaler ici les obstacles.

Il en résulte que, dans la classification des tissus malades, presque fatalement on fait des divisions artificielles. C'est en nous plaçant surtout au point de vue clinique bien plus qu'en considérant les modifications histologiques, que nous chercherons à aborder cette classification.

Considérés d'une manière générale, les tissus malades peuvent être divisés en deux grandes classes :

1° Les tissus normaux atteints d'une altération plus ou moins persistante, mais n'ayant pas un caractère primitivement malin ;

2° Les productions morbides, *persistantes*, de génération nouvelle, ayant un caractère primitivement malin (tumeurs).

Comme on le suppose bien, ces deux classes sont susceptibles d'une infinité de divisions. Nous nous occuperons spécialement de la première classe. Dans la seconde, on rangera toutes les productions de mauvaise nature, en établissant pour elles une espèce d'échelle de malignité fondée sur les données de l'histologie et surtout de la clinique.

Je n'ai pas besoin d'insister sur ces faits, que pour le moment je laisse dans l'ombre ; il est incontestable qu'un traumatisme portant sur un fibrome ou une tumeur fibro-plastique n'a pas les mêmes conséquences que s'il intéresse une tumeur sarcomateuse et à plus forte raison une tumeur épithéliale ou carcinomateuse. La connaissance de ces faits est aujourd'hui vulgaire. Il y aurait peut-être cependant un chapitre intéressant à écrire sur les modifications des tumeurs par le traumatisme et sur ses conséquences au point de vue de leur évolution.

On peut considérer comme *tissus altérés :*

1° Les tissus *anormaux* par simple disproportion des parties constituantes normales, sans mélange de produits pathologiques ou d'éléments anatomiques en hétérotopie. Ce sont les cas où l'un des éléments du tissu prend un accroissement considérable et hors de proportion avec les besoins de la nutrition. C'est le cas des tissus *vascularisés à l'excès*. Cet excès de vascularisation peut tenir à plusieurs causes : 1° le tissu ou la région sont le siége d'une distension telle des vaisseaux que cet état lui-même constitue une affection : tumeurs érectiles artérielles ou veineuses, tumeurs cirsoïdes, varices, hémorrhoïdes, varicocèle ; 2° il y a une congestion vraie portant sur un département plus ou moins étendu du système capillaire. Cette congestion peut être active ou passive, fugace ou permanente, physiologique ou pathologique.

Les mêmes altérations peuvent siéger dans le système lymphatique.

2° La disposition inverse se rencontre en cas d'*anémie* ou d'*ischémie* artérielle, c'est-à-dire alors que toutes les parties constituantes étant en place et en proportion normales, ne reçoivent plus qu'un liquide sanguin insuffisant en quantité ou en qualité. C'est ce qui arrive dans les tissus *refroidis*, soit d'une manière spontanée, soit dans un but opératoire; en cas d'ischémie chirurgicale; dans le cas d'oblitération d'une artère principale, soit par ligature, soit par thrombose ou embolie; dans les tissus asphyxiés ; dans ceux où il y a stase veineuse et congestion passive de cause locale ou générale; les tissus contus, commotionnés, stupéfiés, etc.

3° Dans un autre ordre de faits, l'influence est tout autre : l'élément anatomique est sain, les vaisseaux sont en proportion normale, mais l'influence nerveuse est mauvaise. Ces troubles nerveux eux-mêmes dépendent d'une affection du nerf (névrite congestive ou hyperplasique, névrite par compression, etc.) ou d'une maladie des centres nerveux, encéphale, moelle, ganglions sympathiques.

Quel que soit le point de départ de la lésion, l'incitation nerveuse ne se fait pas d'après son mode normal : suivant le point des centres, suivant l'ordre des fibres nerveuses intéressées, les désordres se font du côté de la motilité (paralysie, contracture, etc.), du côté de la sensibilité (anesthésie, hyperesthésie, analgésie, etc.); du côté de la circulation (anémie, hypérémie, alternatives d'anémie et d'hypérémie).

En résumé, *tissus malades par troubles de l'innervation.*

Dans ces trois cas, nous supposons que telle ou telle condition, hyperémie, anémie, hyperesthésie, anesthésie, toubles vaso-moteurs, etc..., se trouve seule réalisée, à l'exclusion de telle ou telle autre. En réalité, les choses ne se passent guère de cette manière, et c'est l'exception quand il n'y a pas action réciproque des phénomènes les uns sur les autres et rapport intime dans la production des troubles. Cette combinaison étroite des lésions nous amène à établir une nouvelle classe naturelle de tissus malades qui peuvent en être considérés comme le type et où nous trouvons précisément mêlés divers éléments pathologiques.

4° *Les tissus enflammés.* — Troubles de l'innervation et de la circulation, les premiers précédant sans doute les seconds; production consécutive d'éléments nouveaux dans la trame du tissu, telle est la caractéristique de l'inflammation.

Les tissus peuvent être enflammés : *a.* d'une manière aiguë; *b.* d'une manière chronique; l'inflammation peut être *a.* simple, *b.* spécifique. Suivant les diverses périodes et les diverses terminaisons possibles de l'inflammation aigüe, les tissus peuvent être simplement *hyperémiés;* ils peuvent être *suppurés;* ils peuvent être *gangrénés.* Enfin l'inflammation peut être en voie de résolution ou passer à l'état chronique.

Les tissus enflammés d'une manière chronique se présentent sous des aspects très-différents : ou bien nous avons affaire à des foyers suppurants dans lesquels les phénomènes inflammatoires sont achevés et où la sécrétion purulente ne se tarit pas, souvent même par suite de l'absence de réaction. C'est le cas des poches d'abcès froids, des cavités muqueuses ou séreuses suppurantes, dans lesquels la disposition des parties d'une part, l'état général d'autre part, empêchent ou retardent la guérison. Ou bien l'inflammation n'a pas été jusqu'à la suppuration ou celle-ci est tarie, et, suivant la tendance inflammatoire et le terrain sur lequel elle s'est exercée, nous sommes en présence de tissus indurés, lardacés, sclérosés, atrophiés ou hypertrophiés, fongueux ou œdématiés. Dans cette classe de tissus à vitalité obscure dont le lieu commun d'origine est une inflammation antérieure, nous faisons rentrer les fongosités, articulaires ou non, les granulomes, le tissu inodulaire, les chéloïdes cicatricielles, les tissus lardacés voisins des articulations chroniquement enflammées.

La suite de ce travail nous démontrera plus tard quelle immense différence on doit établir entre ces deux ordres de tissus enflammés chroniquement, *les foyers purulents* d'une part, les tissus *non purulents* d'autre part.

Dans tous ces cas, nous avons supposé l'inflammation *simple;* elle peut être *spécifique*, c'est-à-dire que l'exsudat plastique peut être remplacé ou accompagné par certains produits qui se distinguent par des caractères anatomiques particuliers. Ces caractères sont *typiques* pour chacun des processus et dépendent généralement de la qualité spéciale du stimulus inflammatoire qui est toujours un *virus spécifique*, pouvant se transmettre à l'organisme par hérédité ou par contagion ou s'y produire spontanément (Rindfleish). C'est le cas de la syphilis, de la morve, du tubercule.

5° *Les tissus dégénérés.* — Nous appelons ainsi les tissus dont les éléments éprouvent des métamorphoses qui vont graduellement jusqu'à la disparition complète de leur forme normale, et qui subissent parallèlement une diminution et une cessation définitive de leurs fonctions physiologiques.

Le type de cette classe est représenté par les tissus atteints de dégénérescence *graisseuse*. Nous établirons comme variété la métamorphose *granulo-graisseuse* ou caséification des cellules, nécrose caséeuse (Virchow). Enfin nous classons ici les tissus atteints de dégénérescence *amyloïde*, et faute d'une meilleure place, et quoiqu'à regret, nous y rangerons les tissus atteints d'*atrophie simple*, altération excessivement rare.

6° *Les tissus infiltrés.* — Nous abandonnons ici le sens histologique du mot en faisant rentrer dans la classe des dégénérescences les infiltrations proprement dites, telle que l'infiltration graisseuse, amyloïde, etc..., et nous définirons, au point de vue chirurgical, sous le nom de tissus *infiltrés*, les tissus dans la trame desquels se sont infiltrés plus ou moins loin, et en quantité plus ou moins considérable, des éléments étrangers à l'organisme ou lui appartenant, mais devenus hétérotopiques.

Des liquides, des gaz peuvent infiltrer les tissus. Les infiltrations par des liquides de l'organisme ne peuvent se faire sans rupture de leurs réservoirs, ou sans modification dans leur constitution chimique. Dans le premier cas, nous avons les infiltrations vraies dans lesquelles les liquides s'épanchent en nature, sang, urine, bile, lait. Dans le deuxième cas, nous trouvons les infiltrations fausses dans lesquelles certains principes des liquides de l'organisme ont pu transsuder à travers les parois vasculaires; pigmentation des éléments par les matières colorantes du sang; ictère par les matières colorantes de la bile, etc.

Les infiltrations gazeuses reconnaissent des mécanismes divers : tantôt le gaz qui pénètre dans les tissus a la composition de l'air atmosphérique et ne jouit pas de propriétés malsaines : emphysème traumatique à la suite des fractures compliquées de plaie, des plaies articulaires ; emphysème par rupture d'un réservoir aérien, poumon, trachée, larynx; tantôt le gaz a déjà une composition plus complexe et il jouit de propriétés phlogogènes, gaz de l'estomac, gaz intestinaux; tantôt enfin, il est dû à la décomposition de certains éléments du sang ou des tissus et possède des propriétés à la fois phlogogènes et pyrogènes, emphysème septique suraigu développé à la suite des contusions intenses; gaz développés dans les cavités purulentes et vasculaires, soit closes, soit en communication avec l'air extérieur.

7° *Les tissus hypertrophiés*, essentiellement caractérisés par l'hyperplasie, et souvent l'hypertrophie de leurs éléments fondamentaux et accessoires. Il nous suffira de citer ici le lipome, l'hypertrophie des amygdales, de la luette, de la prostate, le prolapsus rectal et lingual, l'allongement hypertrophique du col de l'utérus, etc.

Avec cette classe de tissus hypertrophiés, nous passons par une transition insensible à la division des néoplasmes qui constitue notre seconde grande classe de tissus malades ou plutôt pathologiques. Nous avons déjà dit que nous laissions actuellement de côté cet ordre de tissus, au point de vue des traumatismes qui peuvent les atteindre. Quant à leur classification, on en trouvera facilement d'excellents spécimens dans les traités d'histologie qui sont entre toutes les mains.

— On se trouve dans un grand embarras pour classer certains états que, faute de mieux, nous appelons *extra-physiologiques*, qui n'appartiennent, à proprement parler, ni aux diathèses ni aux maladies, et dans lesquels cependant le mode de réaction des tissus, sous l'influence des traumatismes, ne permet pas de croire qu'ils sont entièrement sains. Je veux parler de la vieillesse, de la grossesse, de l'état puerpéral. Les tissus sont-ils sains dans ce cas? Le sang jouit-il de toutes ses propriétés et n'a-t-il pas acquis de délétères? Nous savons que, chez la femme enceinte, il y a une leucocytose naturelle; on avait même admis une glycosurie normale.

Chez le vieillard, évidemment, les tissus ne sont pas normaux. Le pouvoir de génération et de régénération des éléments anatomiques est borné; les capillaires sont diminués de nombre et de volume; les vaisseaux un peu plus gros sont athéromateux; l'ischémie totale est grave, parce que la dilatation collatérale est lente à s'établir, etc. Enfin, les principaux viscères sont lésés et si profondément qu'on les croirait provenir d'un sujet très-malade.

On s'explique ainsi jusqu'à un certain point l'infériorité du processus réparateur.

Ces dernières considérations nous amènent naturellement à soulever la question de rapport entre l'état local des tissus et les lésions viscérales ou les états constitutionnels; question extrêmement délicate que nous tâcherons de résoudre plus tard, en nous demandant si l'on peut admettre des tissus *localement* et seulement *localement malades*.

II.

Avant d'aborder, dans une série de chapitres, l'étude des altérations locales des tissus et les conséquences chirurgicales qui en découlent, il nous reste deux questions préliminaires à examiner :

1° Y a-t-il des tissus altérés d'une manière *exclusivement locale ?*

2° Les traumatismes accidentels ou opératoires intéressent-ils fréquemment les tissus malades ?

I. — Peut-on établir une classe de tissus *localement* malades et j'entends par ces mots *primitivement* et *seulement* malades, en dehors de toute altération générale de l'économie, de toute lésion du système régionnaire, de toute modification dans l'appareil ou dans l'organe dont ce tissu est vassal?

A cette question si simple en apparence, la réponse est des plus délicates, et presque impossible à formuler d'une manière précise.

Certes, l'esprit conçoit facilement la possibilité d'une blessure portant sur des tissus sains, et c'est même là un des cas les plus heureux pour les traumatismes accidentels et le but des efforts des chirurgiens dans les traumatismes opératoires.

A chaque instant, un faux pas, le choc d'un corps pesant fracture un os sain, un effort musculaire rompt un tendon sain, une blessure accidentelle intéresse une artère saine ; à chaque instant aussi, dans nos opérations, notre préoccupation constante est d'opérer dans des parties saines, de faire porter le bistouri sur des tissus que l'inflammation n'a pas envahis, que les néoplasmes ont respectés, et souvent la considération de ne pouvoir dépasser les limites du mal ou de ne pouvoir agir dans un tissu de bonne nature arrète la main ou modifie le procédé opératoire.

Que nulle influence locale, générale ou mésologique, ne vienne à la traverse, et dans ces cas le processus réparateur va subir ses phases régulières, sans arrêt, en un temps déterminé variable avec l'étendue et la gravité de la lésion primitive.

Les choses se passent le plus souvent de cette manière quand il s'agit de traumatismes accidentels portant sur des tissus sains ; elles se présentent encore de même dans les cas récents où l'inflammation n'a pas dépassé les limites nécessaires à la réparation, où les tissus voisins n'ont pris qu'une part modérée à la réaction et où l'organisme tout entier ne s'est pas trouvé atteint dans ses fonctions. Mais, les cas sont-ils nombreux où une lésion *locale* reste essentiellement *locale*, c'est-à-dire sans retentissement sur les tissus voisins, sur l'organe auquel appartient le tissu blessé, sur l'appareil dont dépend cet organe?

Je ne voudrais pas être taxé d'exagération ; mais on verra par quelques exemples combien ces conditions sont relativement rares.

Prenons d'abord les cas les plus simples : un individu très-sain se fait une plaie insignifiante; mais cette petite plaie a été faite avec un clou rouillé, un fragment d'os, une arête de poisson ; ou bien cette petite écorchure, ce *bobo*, qu'on me passe l'expression, n'a pas été recouvert d'un linge protecteur; le frottement des vêtements l'a légèrement enflammé; de sa périphérie partent quelques traînées rougeâtres; les ganglions correspondants deviennent un peu douloureux; à ces quelques phénomènes locaux se joint un peu de malaise, et si nulle précaution ultérieure n'est prise, quelques jours plus tard, ce n'est plus une plaie insignifiante, c'est une lymphangite ou un phlegmon en présence duquel nous nous trouvons. Le tissu sain est devenu un tissu malade; l'inflammation a modifié sa vitalité du tout au tout; la petite blessure est devenue maladie, et si la chirurgie doit intervenir, chercher un corps étranger qui complique la plaie, ouvrir une collection purulente, ou remédier plus activement aux désordres locaux dont elle a été le point de départ, c'est sur un tissu modifié, malade, n'ayant plus son intégrité anatomique ni fonctionnelle qu'elle va avoir à évoluer.

Dans les affections d'une certaine durée ou qui passent à la chronicité, les lésions restent rarement localisées et l'on entre rapidement dans ce cercle vicieux dont il devient difficile de sortir; ou bien il y a un état local ou général préexistant qui ne permet pas à la lésion de guérir en un temps donné, ou cette lésion locale a causé dans la zone voisine ou dans l'organisme des modifications défavorables qui réagissent à son tour sur elle.

N'est-ce pas cette série d'actes pathologiques s'enchaînant d'une manière souvent latente qui fait le danger des interventions chirurgicales dans les affections chroniques?

Quelques exemples feront mieux saisir notre pensée. Un individu bien portant contracte une blennorrhagie;

cette blennorrhagie guérit ou semble guérir, et est remplacée par un suintement qui dure plusieurs mois. Des troubles de la miction surviennent ; des phénomènes de rétrécissement se produisent; l'urine se trouble, laisse déposer un sédiment un peu purulent ; quelquefois même l'exploration de la région lombaire y dénonce une certaine sensibilité. Vous intervenez pour connaître la cause de ces troubles ou pour y remédier, et dès votre première exploration ou votre première tentative opératoire, des accidents épouvantables éclatent.

La maladie, primitivement locale, la blennorrhagie a de proche en proche envahi sourdement tout l'appareil, et quand vous croyez avoir affaire à une maladie purement locale, c'est l'appareil tout entier qui répond.

De même pour l'hypertrophie prostratique (1).

Et ce que nous disons ici pour l'*urèthre* est vrai et se rencontre à chaque instant pour l'utérus : maladie primitivement locale de l'utérus, invasion sourde des accidents du côté des trompes, du côté des ligaments larges, du côté de l'ovaire, du côté des culs-de-sac péritonéaux. On intervient pour traiter la maladie primitivement locale, et des accidents formidables viennent révéler le retentissement qui a eu lieu dans tout le reste de l'appareil et d'où vient le danger (2).

Dans le système circulatoire, mêmes phénomènes de retentissement à distance. Dans le cas d'obstacle valvulaire, le cœur s'hypertrophie, la fibre cardiaque se surmène et devient graisseuse, et c'est cette lésion secondaire qui va engendrer les accidents.

(1) Thèse de Zambianchi, 1875. Paris.
(2) Leteinturier, th. de Paris, 1874. — Seuvre, id., 1874.

Un anévrysme spontané ou accidentel siége sur le trajet d'une grosse artère ; la circulation du tronc principal est gênée, la circulation collatérale se développe en conséquence et, si le chirurgien est obligé d'intervenir, c'est sur un membre dont tous les petits vaisseaux sont développés outre mesure et où existe une véritable hyperémie.

Dans les cas précédents, je n'ai invoqué que des faits où le retentissement de la lésion locale se borne à l'appareil intéressé, où tout se passe, pour ainsi dire, dans une zone limitée et peu étendue. Mais dans combien d'autres ne se fait-il pas sentir plus loin ! Ce serait sortir des bornes de mon sujet que d'examiner tous ces cas. Rappelons seulement l'influence d'une longue suppuration sur le foie, les reins, le poumon ; rappelons l'influence d'un érysipèle à répétition sur les viscères, et je pense que de ces faits découlera une conviction, bien claire dans notre esprit : s'il y a des tissus *localement* malades, il faut que la guérison vienne vite pour qu'aucun retentissement ne se produise ni dans la zone voisine, ni dans tout l'organisme.

Avant d'aborder la fréquence des blessures intéressant des tissus malades, je dois dire encore un mot de la combinaison des lésions locales avec une affection diathésique ou une altération viscérale organique et chercher dans ces cas quelle doit être la part faite à la lésion locale ou à l'altération générale.

A un certain degré de leur évolution, les affections cardiaques, la cirrhose, la maladie de Bright, s'accompagnent d'un œdème : un coup atteint un membre œdématié ; dans ces conditions, ou bien la plaie ne guérit pas et tend à revêtir le caractère d'un ulcère, ou rapidement elle se complique de lymphangite, d'érysipèle, de sphacèle. Or, dans cette évolution du traumatisme, que faut-il accuser? est-ce l'œdème, lésion locale, est-ce l'altération organique viscérale, est-ce l'affection diathésique, cause elle-même de cette altération viscérale?

Nous rapporterons succinctement deux exemples de ces lésions complexes que nous avons recueillis :

Obs. I. — Un homme vigoureux en apparence, bien constitué, entre à la Pitié, service de M. le professeur Verneuil, pour une légère excoriation de la jambe gauche. Cette excoriation date déjà de plusieurs jours. Elle est recouverte d'une suppuration grisâtre, peu abondante ; les bords de la plaie sont le point de départ de rubans de lymphangite qui remontent le long de la cuisse, et l'extrémité inférieure de la jambe et le pied sont le siége d'un œdème très-prononcé.

Quelques jours avant ce léger accident, cet homme s'était senti malaise. En le pressant de questions, nous apprîmes qu'à cette époque, il avait travaillé longtemps exposé à la pluie, qu'après ce travail il avait senti quelques frissons, que son urine lui avait paru rouge, sanguinolente, que sa face était devenue bouffie et pâle, et que c'était dans ces conditions inférieures de santé qu'il avait éprouvé un léger traumatisme à la jambe gauche.

Nous fîmes de suite l'examen de l'urine, elle contenait une proportion énorme d'albumine.

Malgré le repos absolu au lit, malgré des pansements méthodiques, cette plaie resta sans tendance à la guérison, toujours sur le point de se compliquer de lymphangite. Le malade fut envoyé dans un service de médecine, et ce n'est qu'après un long traitement de son affection vénale et quand l'albumine eut très-notablement diminué dans l'urine et *après la disparition de l'œdème* que la plaie de la jambe se cicatrisa.

Pendant mon internat à l'hôpital Cochin, dans le service de mon excellent maître le Dr Bucquoy, j'ai recueilli le fait suivant :

Obs. II. — Un homme de 56 ans, tailleur, entre à l'hôpital, présentant tous les phénomènes de l'asystolie la plus avancée.

Infiltration à peu près générale des téguments, œdème énorme des membres inférieurs, du scrotum, de la paroi abdominale, de la région lombaire. Phénomènes asphyxiques, état demi-comateux. Auscultation du cœur presque impossible. Urines rares, albumineuses. Un médecin en ville avait cru nécessaire de pratiquer sur les membres œdematiés des scarifications nombreuses; chacune d'elles avait été le point de départ d'une plaque érysipélateuse qui se termina par gangrène, et à l'entrée du malade les membres inférieurs et le scrotum sont le siége de larges plaques de gangrène, entourées d'une zone rouge érysipélateuse et baignées dans une sérosité abondante s'écoulant encore des incisions.

Le malade succomba deux jours plus tard.

L'autopsie nous fit voir :

1o Une affection valvulaire du cœur gauche avec dégénérescence graisseuse du myocarde ;

2o Un foie muscade ;

3o Des reins brightiques ;

4o Des incrustations d'urate de soude dans toutes les articulations, grandes et petites.

5o Un épaississement et des adhérences des méninges crâniennes.

Ainsi, nous avions affaire à un sujet goutteux, albuminurique, peut-être alcoolique et atteint de cachexie cardiaque, avec une infiltration énorme des téguments.

Sans doute, ce serait forcer la note que de chercher toujours une pareille complexité dans les faits; mais il n'en est pas moins vrai que plus on observe et plus l'on arrive à restreindre le cadre des affections purement locales. Ces notions, très-fécondes en indications pronostiques et thérapeutiques, compliquent singulièrent l'étude de chaque cas : c'est un obstacle que nous rencontrerons à chaque instant dans le cours de ce travail et tous nos efforts tendront à faire la part entre les différents états pathologiques.

Des considérations qui précèdent, nous sommes amenés à nous faire cette question : dans quel état sont les tissus chez les individus atteints :

1° D'altérations organiques viscérales ;

2° D'affections constitutionnelles ?

N'y a-t-il pas, à ce point, certaines différences à établir entre tel ou tel état et l'étude de ces faits ne nous conduirait-elle pas à reconnaître pourquoi dans un cas un traumatisme est suivi d'accidents, pourquoi dans un autre il en est exempt ?

En dehors des cachexies terminales qui sont l'aboutissant commun de tous les états constitutionnels abandonnés à eux-mêmes, certains états généraux s'accompagnent d'accidents *locaux* qui peuvent, par eux-mêmes, être cause d'accidents. Nous avons déjà insisté sur l'œdème qui survient dans les affections cardiaques, dans la cirrhose, dans la maladie de Bright. Quelques auteurs ont signalé ce rapport : notre excellent collègue M. Marcano a noté la liaison entre les ulcères de jambe et les maladies de cœur (1). Nous avons rapporté plus haut des accidents inflammatoires graves et gangréneux survenus sur des membres infiltrés, chez des albuminuriques et des goutteux.

Nous voulons nous appesantir encore sur les *imminences morbides locales* créées par des maladies générales. Nos connaissances à ce sujet sont très-bornées : la chimie biologique, l'histo-chimie ne sont pas encore assez avancées dans un grand nombre de cas pour nous révéler ces particularités délicates. Et souvent, jusqu'à nou-

(1) Marcano. Progrès médical, 1875.

vel ordre, nous serons obligé de nous en tenir aux révélations de la clinique.

Chez les syphilitiques, chez les tuberculeux, les paludiques, c'est bien plutôt (d'après au moins ce que nous savons) aux troubles généraux de la nutrition, aux grandes dégénérescences viscérales qu'il faut attribuer les accidents des plaies, les anomalies du processus réparateur. Mais, dans un certain nombre de diathèses, nos connaissances vont un peu plus loin.

Chez l'alcoolique, en dehors des altérations des viscères, la présence de l'alcool dans le sang rend les vaisseaux athéromateux et stéatose les tissus : athérome artériel, adipose pathologique, voilà pour l'alcoolisme deux faits d'altération locale.

Chez le goutteux, les tissus sont imprégnés d'acide urique ou de concrétions uratiques et, sans qu'on puisse y en démontrer la présence d'une manière permanente, certains accidents cependant semblent devoir leur être attribués. D'après les expériences de Zalesky, l'examen chimique permet toujours de constater l'existence d'une assez forte proportion d'urate de soude dans l'extrait musculaire et M. le professeur Charcot (note *in* Garrod, Traité de la goutte, p. 579) est disposé à rattacher à une action directe de l'acide urique sur les tissus des symptômes qui semblent traduire un état d'irritation du système nerveux et musculaire. En outre, d'après le même auteur, les muscles et les tendons paraissent subir assez souvent dans la goutte des modifications de texture qui les rendent plus friables, et ce serait avec raison qu'en traitant du coup de Fouet, W.-J. Johnson (*The*

Lancet, 22 novembre 1851) a signalé la remarquable fréquence de cet accident chez les goutteux.

Dans la leucémie, mon excellent ami, M. Hanot (1), a signalé dans les tissus une infiltration de globules blancs et il a remarqué, dans trois cas qu'il a eu l'occasion d'observer, une coïncidence entre l'apparition de l'érysipèle chez ces malades et la présence des globules blancs infiltrés dans leurs tissus.

Je ne connais pas d'observations à l'appui de cette hypothèse; mais ne semble-t-il pas vraisemblable qu'un traumatisme frappant un leucémique trouve dans le terrain même la suppuration pour ainsi dire préparée à l'avance?

Dans l'hémophilie et souvent dans le scorbut, les vaisseaux paraissent malades, et d'après Kirchenberger « toutes les extravasations sanguines des scorbutiques, les hémorrhagies gingivales comprises, peuvent être attribuées à des violences extérieures » (2).

Dans le diabète, il y a deux éléments à considérer : le premier et le plus important sans doute est le trouble profond apporté à la nutrition générale, soit du fait de l'affection encore à peu près inconnue dans son essence qui produit le diabète, soit du fait du diabète lui même et de l'adultération du sang; mais il y a un élément dont, à notre avis, il faut tenir compte et qui peut influencer directement la vitalité des tissus. En effet, en dehors de la glycémie, il résulte des analyses de Griesinger qu'il y

(1) Hanot. Bull. Soc. anat., 1874, 4e fasc., p. 758.

(2) Bouchard. Th. de Paris, 1869, p. 151.

Kirchenberger. Vierteljahrschrift für die practtz. Heilkunde, 1874 vol. 123, p. 46, et thèse de Berger, p. 68.

a une *imprégnation sucrée des tissus.* Ici. nous pouvons, pour ainsi dire, isoler le principe qui vicie les éléments, modifie leur nutrition et en abaisse sans doute le niveau. A une période où il ne peut être question de cachexie diabétique, puisque ce sont là, pour ainsi dire, les prodromes de l'affection, se développent chez le diabétique des démangeaisons, des érythèmes, des éruptions prurigineuses, furonculeuses et anthracoïdes. Ne semble-t-il pas dans tous ces cas que l'imprégnation des éléments par le sucre soit la cause première de ces accidents ?

En outre, d'après Marchal (de Calvi) (1) les vaisseaux seraient directement affectés dans le diabète.

Nous trouvons, à l'appui de notre hypothèse, la viciation des tissus, peut-être la dégénérescence des vaisseaux par l'imprégnation sucrée, une preuve indirecte dans les faits suivants.

En dehors du diabète proprement dit, ayant pour caractéristique la présence du sucre en excès dans le sang (glycémie) et se traduisant à l'intérieur par les divers phénomènes qui sont la conséqence de cet excès dans le liquide sanguin (glycosurie, etc.), il existe une autre forme de diabète dans lequel l'élément sucré fait défaut. Je veux parler de ces faits décrits sous le nom de diabète insipide, de polyurie (2), qui présentent un certain nombre de symptômes tout à fait analogues à ceux du diabète vrai (polydipsie, polyphagie, etc.), mais où la présence du sucre n'est plus démontrable ni dans l'urine, ni dans le sang. Les maladies sont-elles de même nature ?

(1) Marchal (de Calvi). Accidents diabétiques. Paris, 1864.

(2) Magnant. Thèse de Strasbourg, 1862. — Kien, id., 1865. — Kiener, id., 1866.

Lancereaux. Thèse d'agrég. Paris, 1869.

Un certain nombre d'analogies les rapproche : toutes deux peuvent être le résultat d'un traumatisme, toutes deux sont la conséquence d'un trouble vaso-moteur affectant exclusivement les vaisseaux du rein dans la polyurie, en même temps ceux du foie et du rein dans la glycosurie.

Mais la différence capitale entre les deux maladies, c'est que tandis que dans le diabète insipide il n'y a guère qu'une augmentation de la quantité d'eau rendue par les urines; dans le diabète vrai, il y a de plus déperdition des matières sucrées et excrétion habituelle d'une quantité considérable d'urée (Lancereaux).

En tout cas, il serait intéressant de rechercher si chez les polyuriques non glycosuriques, la réaction au traumatisme se fait de la même manière que chez le vrai diabétique. Aucun auteur, je crois, n'a soulevé encore cette question. Je ne sais pas si l'on a signalé chez ces malades la tendance au sphacèle spontané, aux affections gangréneuses. Si cette tendance, si marquée dans le diabète vrai, manque dans le diabète insipide, n'aurait-on pas là une preuve indirecte de ce fait que, chez les diabétiques, en dehors de l'affection générale, les tissus sont localement malades et impropres, dans la plupart des cas, à la réparation ? Ce n'est pas là, je le sais bien, au point de vue pratique, une question d'une importance capitale; néanmoins, elle me paraît neuve et rien ne coûte de soumettre une hypothèse de cette nature au contrôle de l'expérimentation et des faits.

Les recherches que j'ai faites à ce sujet ne m'ont presque rien appris: je n'ai pas trouvé d'exemple de traumatisme frappant les polyuriques. « Les furoncles de la peau (1), les anthrax, les gangrènes, affections assez communes dans le diabète sucré et dont Marchal (de Calvi), Charcot et Fritz, nous ont fait connaître l'importance et la gravité, font totalement défaut dans les observations de simple polyurie. A plus forte raison, n'y rencontre-t-on aucune indication de ces caries, de ces inflammations alvéolaires, affections si particulières au diabète sucré » (2).

Quoi qu'il en soit, et pour résumer cette digression un peu longue, nous dirons en concluant : dans l'appréciation de l'état d'intégrité ou de maladie des tissus, plusieurs questions sont à se poser :

1° Les tissus sont-ils simplement et *localement* malades ?

2° La maladie d'un tissu, d'un organe, a-t-elle retenti sur l'appareil dont il dépend, sur le système auquel il appartient, sur les viscères splanchniques, sur tout l'organisme ?

3° Réciproquement, les altérations viscérales, les affections constitutionnelles ont-elles amené dans les tissus des altérations locales ?

Ces données sont extrêmement fécondes dans la pratique ; elles nous donnent la clef de phénomènes qui sans ces connaissances paraissent inexplicables ; elles sont riches en indications pronostiques et peuvent grandement influencer une tentative opératoire soit dans son exécution, soit dans son mode d'exécution, et régler le

(1) Lancereaux. Loc. cit., p. 48.
(2) Consulter la thèse de M. Teissier. Du diabète phosphatique. Paris, 1876.

traitement consécutif. C'est ce que les faits justifieront plus tard.

Nous arrivons à la dernière question que nous nous sommes posée : les traumatismes accidentels ou opératoires intéressent-ils souvent les tissus malades ?

Les premiers ne choisissent pas leur place, et souvent ils intéressent des parties saines : néanmoins il est fréquent de voir un abcès froid s'échauffer sous l'influence d'un choc ou d'une contusion chronique, une artère malade se rompre par un effort brusque ou sous l'influence d'une contusion qui l'aurait respecté saine, une tumeur bénigne ou maligne accélérer sa marche et modifier ses caractères par des irritations extérieures, un membre affecté de varices et d'œdème devenir le siége d'un ulcère à la suite d'un léger traumatisme, une fracture *itérative* se produire dans un cal encore trop mou, etc., etc. Nous ne voulons pas insister sur ces faits ; c'est de l'étiologie commune ; mais c'est surtout quand il s'agit de traumatismes opératoires que la blessure d'un tissu, malade à un titre quelconque, est fréquente, et je crois que je puis dire, sans m'avancer beaucoup, que c'est le cas le plus ordinaire de la chirurgie. Les classiques nous recommandent, à la vérité, d'opérer autant que possible sur des tissus sains. Le précepte est certainement bon, mais il est à chaque instant transgressé, et cela d'une manière inévitable dans une foule de circonstances.

Nous opérons sur des tissus altérés, tantôt parce que l'indication opératoire le veut ainsi, ouverture d'un abcès, scarifications, incision dans un phlegmon, ponction d'une cavité enflammée d'une manière aiguë ou chronique, destruction d'une tumeur par le caustique ; tantôt parce que nous ne pouvons faire autrement, extraction d'un corps étranger introduit depuis quelque temps dans les tissus.

Dans d'autres cas, nous opérons dans des tissus altérés parce que, si nous voulions aller jusqu'aux tissus sains, nous ferions des sacrifices beaucoup plus grands ; c'est le cas de la résection pratiquée au lieu de l'amputation ocrrespondante ; c'est le cas de l'amputation de la cuisse dans des tissus lardacés, au tiers inférieur, pour une arthrite fongueuse du genou, au lieu de l'amputation au tiers supérieur.

Enfin quelquefois les désordres sont tellement étendus qu'il faudrait se laisser aller à l'inaction si l'on n'intervenait pas en pleine zone malade ; désarticulation de l'épaule, dans les contusions du membre supérieur, avec infiltration sanguine, gazeuse, dans les phlegmons diffus, ayant envahi la paroi thoracique. (Nivard, Th. Paris, 1877.)

Dans les opérations en plusieurs temps, si la première séance a porté sur des tissus sains, les autres portent sur des tissus malades, et en particulier sur des foyers pathologiques, etc., etc.

Nous pourrions multiplier ces exemples à l'infini ; le petit nombre de cas que nous avons énumérés suffit, je pense, à donner une idée de la fréquence et, pour ainsi dire, de la *fatalité* des traumatismes opératoires intéressant des tissus malades.

III.

La guérison d'une blessure, la cicatrisation, si l'on préfère employer ce terme, est le résultat de la mise en jeu des propriétés des éléments anatomiques constituant le foyer traumatique : elle se compose d'une série d'actes se succédant dans un ordre déterminé et aussi régulier que ceux du développement embryonnaire. Si les éléments anatomiques susdits sont sains, si aucune influence mésologique ou constitutionnelle ne vient troubler l'évolution réparatrice, celle-ci s'accomplit dans un temps et dans un mode qu'on peut en quelque sorte calculer mathématiquement à l'avance.

Mais si ces éléments anatomiques sont altérés d'une manière quelconque, il est presque puéril de dire qu'ils ne jouissent pas de leurs propriétés naturelles, et qu'en conséquence ils ne joueront pas le rôle accoutumé dans le concert réparateur.

Or, nous savons à peu près (bien qu'il existe sur divers points plus d'une obscurité) par l'observation directe et par la physiologie expérimentale comment se cicatrisent la plupart des tissus et quel rôle jouent dans cet acte chacun des éléments qui entrent dans leur composition. Mais il me semble que la science actuelle est pauvre en travaux sur la cicatrisation des tissus malades et sur leur résistance aux traumatismes.

Il faut convenir en effet que cette étude est hérissée de difficultés. Les recherches expérimentales sont ici d'un faible secours, parce qu'on ne peut pas produire chez les animaux tous les états morbides observables chez l'homme. En second lieu, il est à peu près certain que chaque état pathologique des tissus correspondant à une altération spéciale de tel ou tel élément constituant, c'est tantôt l'un, tantôt l'autre de ces éléments qui ne jouera pas son rôle dans le processus traumatique. D'où l'impossibilité de conclure d'une altération anatomique à l'autre ; d'où la nécessité d'ouvrir un chapitre spécial pour chacune des altérations.

Tous les auteurs qui ont écrit sur les plaies ont été frappés des différences que présentent les solutions de continuité au point de vue de la réparation. Il serait long d'énumérer toutes les circonstances locales et générales que l'on a invoquées avec plus ou moins de raison pour expliquer ces anomalies. Nous ne ferons que citer en la résumant une page excellente (1) où sont présentées les circonstances qui empêchent ou retardent la cicatrisation.

«D'une manière générale, la vitalité des parties atteintes de solution de continuité est nécessaire à leur cicatrisation, quel qu'en soit le mode. Les corps étrangers retardent généralement la cicatrisation : les exemples ne sont point rares, cependant, de plaies renfermant des corps étrangers qui se cicatrisent même par première intention..... La contusion, dans la grande majorité des cas, est un obstacle à la prompte cicatrisation des plaies, bien que des plaies contuses, même des plaies par armes à feu, se cicatrisent immédiatement. Les caillots sanguins, lorsqu'ils sont trop volumineux, les eschares succédant à la contusion ou à la gangrène, certaines dispo-

(1) Dict. des Sciences médicales. Article Cicatrice, Cicatrisation, t. XVII, p. 205.

sitions *locales* ou de l'organisme entravent encore, détruisent ou empêchent ce travail : telles sont une inflammation trop vive des bords de la plaie ou l'inflammation des bourgeons cellulo-vasculaires eux-mêmes ; par contre, l'insuffisance ou l'absence de la fluxion adhésive amène le même résultat. Dans le premier cas, les bourgeons cellulo-vasculaires sont parfois frappés d'une sorte d'apoplexie qui les fait se gangréner ; dans le second, ils ne se développent pas et la plaie reste sèche, pâle, quelquefois flasque et quelquefois plus ou moins tendue. La position de la plaie sur une partie mobile ou saillante, l'état variqueux des tissus intéressés, la grande étendue de la solution de continuité sont autant de causes de lenteur de la cicatrisation.

En pareille circonstance, les bourgeons deviennent souvent douloureux ou insensibles ; ils saignent facilement ou se dessèchent, durcissent ou se ramollissent, et la plaie se transforme en ulcère. »

Certes, on ne saurait mieux dire ; mais ces données ne s'appliquent qu'à une partie de la question ; elles ne visent que les plaies ayant intéressé des tissus sains ou seulement malades par le fait du traumatisme qui a produit la solution de continuité. Toute la question du traumatisme portant sur des parties *antérieurement malades* est laissée de côté. En outre, dans tous les cas ou à peu près, les auteurs n'ont eu en vue que la cicatrisation, ses retards, ses anomalies. Le point de vue est bon quand il s'agit de tissus sains ; mais, en dehors de la réparation des tissus, une foule d'autres considérations se présentent quand il s'agit de tissus malades, et, dans ce cas, ce ne serait envisager qu'un côté de la question que de faire l'étude seule de la réparation.

Notre but est de combler cette lacune dans la mesure de nos forces, et nous nous proposons dans ce travail, *étant donné un tissu malade*, de rechercher :

1° Sa résistance aux irritations extérieures ;

2° Les accidents des plaies et le mode de réparation dans ce tissu ;

3° Le pronostic et les indications qui découlent de ces connaissances.

C'est bien plutôt un cadre que nous traçons qu'un tableau complet que nous voulons exposer.

La difficulté du sujet nous méritera, nous l'espérons, l'indulgence de nos juges.

Nous avons établi plus haut des classes assez nombreuses de tissus malades. Le temps ne nous permet pas actuellement d'étudier la manière dont se comportent tous ces tissus vis-à-vis du traumatisme.

Pour le moment, nous bornerons nos recherches :

1 Aux tissus malades par trouble de la circulation ;

2° Aux tissus malades par trouble de l'innervation ;

3° Aux tissus enflammés d'une manière aiguë ou d'une manière chronique.

CHAPITRE II.

DE LA BLESSURE DES TISSUS *vascularisés* A L'EXCÈS.

Au point de vue spécial où nous nous sommes placé, nous distinguerons trois sortes de tissus pêchant *par excès* de vascularité :

1° Les tissus vascularisés à l'excès par distension des vaisseaux de moyen calibre de la région ;

2° Les tissus vascularisés à l'excès par accumulation du sang dans les capillaires de la région ;

3° Les tissus vascularisés à l'excès par distension des vaisseaux lymphatiques, varices lymphatiques, soit des troncs, soit des réseaux.

I. Nous ne nous appesantirons pas sur les cas de la première série. Il s'agit des tissus dans lesquels l'hypérémie est due à la distension de vaisseaux considérables : varices des membres inférieurs, hémorrhoïdes, varicocèle, tumeurs érectiles artérielles ou veineuses ; anévrysmes cirsoïdes; hypertrophie ou hyperplasie des vaisseaux au voisinage d'une tumeur soit de bonne, soit de mauvaise nature.

L'étude de ces cas rentre plutôt dans l'histoire des traumatismes accidentels ou opératoires portant sur telle ou telle affection que nous venons de signaler. Nous ne pouvons que renvoyer aux nombreux travaux qui ont été faits sur ce sujet (1).

(1) *Varices.* — Pardieu. Th. de Strasbourg. 1867, 3e série, n° 8. — Rouby. Th. Paris, 1867. — Delmont. Id., 1869. — Treille. Th.

Ce développement vasculaire a toujours été la source des préoccupations des chirurgiens, soit au point de vue des accidents immédiats, soit au point de vue des accidents consécutifs.

Ces accidents peuvent se résumer en deux mots : 1° l'hémorrhagie ; 2° l'inflammation des tissus vasculaires intéressés et en particulier la phlébite avec toutes ses conséquences (embolies, pyohémie, etc.); la lymphangite. (Ledentu, Nepveu.)

En outre, l'observation a démontré que les plaies portant sur ces tissus si vascularisés n'avaient qu'une médiocre tendance à la cicatrisation rapide et que le processus réparateur y était souvent languissant.

Il y a dans ce fait une contradiction, pour ainsi dire, dont l'explication nous paraît difficile à donner : nous savons que dans les téguments de la face, du cuir chevelu, où la circulation est très-active, où le réseau artériel très-développé est largement anastomosé, la réparation des plaies se fait vite et facilement et l'on considère, à juste raison, la richesse vasculaire de ces régions comme la cause de ces cicatrisations rapides.

Comment se fait-il, au contraire, que dans les cas où la circulation se développe d'une manière exagérée, les

de Strasbourg, 1869, 3° série, n° 156. — Chabenat. Th. de Paris, 1874. — Rigaud. Bullet. Soc. de chir., t. I, n° 6, 1875. — Valette. Clin. de l'Hôtel-Dieu de Lyon, 1875. — Verneuil. Pathogénie du coup de fouet, Arch. de méd., 1877.

Hémorrhoïdes. — Gosselin. Loc. sur les hém. Paris, 1866.

Anévrysmes cirsoïdes. — F. Terrier. Th. agrégat., 1872.

Varices lymphatiques. — Les indications se trouvent toutes à l'article Varices lymphatiques, de Ledentu, in Nouv. Dict. méd. et chir. prat., t. XXI, 1875. — Nepveu. Mém. et Bull. Soc. de chir., n° 8, 1876. — Anger. Id.

traumatismes aient moins de tendance à la réparation? Faut-il attribuer ce fait à l'insuffisance des échanges nutritifs dans un tissu où les vaisseaux dilatés livrent un passage plus facile au sang et ne lui permettent pas un rapport assez intime avec les parties, ou faut-il voir, dans la présence de la vascularisation elle-même, un trouble nutritif primitif qui, par lui-même, n'est pas favorable à la vitalité des éléments préexistants et à la production d'éléments nouveaux?

II. *Des tissus congestionnés proprement dits.* — Envisagée d'une façon générale, la congestion consiste en une réplétion plus ou moins exagérée des capillaires et des petits vaisseaux d'une partie du corps par le fluide sanguin. Cette replétion peut être produite par des causes diverses : 1° apport d'une quantité plus grande de sang dans les artères ; 2° son appel plus énergique dans les capillaires par diminution de la pression extra-vasculaire ; 3° paralysie des éléments contractiles des vaisseaux ; 4° reflux centrifuge du sang dans les veines par la présence sur un point du circuit d'un obstacle extra-vasculaire (contracture, ligature, compression) ou intra-vasculaire (thrombose, embolie).

De tout temps on a distingué une congestion *passive*, en général mécanique, et une congestion *active* ; la première, le plus souvent indépendante du système nerveux, la seconde en rapport fréquent avec des troubles vaso-moteurs. Enfin, on distingue une congestion *physiologique*, revenant à intervalles réguliers ou irréguliers, sous l'influence de causes naturelles ou accidentelles.

Nous insisterons spécialement sur les phénomènes de

la congestion active. Trop d'éléments se mêlent dans la congestion passive, — troubles de la circulation, œdème consécutif, abaissement du taux de la nutrition, — pour que l'influence de la congestion elle-même soit facile à démêler. Du reste, dans ces cas, la vitalité semble plutôt diminuée qu'exaltée, la congestion passive semblant liée, dans l'immense majorité des cas, à une stase veineuse, c'est-à-dire à une réplétion des vaisseaux par du sang devenu impropre à la nutrition. Les traumatismes portent alors bien plus véritablement sur des tissus asphyxiés ou œdémateux que sur des tissus congestionnés et si, dans l'un et l'autre cas, des accidents communs, tels que l'hémorrhagie, la lenteur de la réparation, peuvent en être la conséquence, leur mécanisme est tellement différent que nous croyons avantageux de les distinguer et de les traiter à part.

Dans la congestion active, ce sont surtout les capillaires qui se laissent dilater : il paraît vraisemblable, cependant, que les artérioles afférentes et les veinules afférentes participent à la dilatation congestive : au voisinage d'un point hyperémié, les artérioles et les artères secondaires elles-mêmes, augmentées de volume, battent avec force ; les veinules et veines sous-cutanées sont grosses et sinueuses. Tout l'ensemble du système circulatoire de la partie paraît avoir éprouvé une hypertrophie rapide.

Dans les membranes, peau et muqueuses, la congestion se traduit par une rougeur vive et uniforme, par une très-légère tuméfaction de la partie et par une élévation de la température sensible au toucher et pour le malade (1).

Elle s'accompagne souvent d'une vive douleur et quelquefois d'une sensation de gêne, de lourdeur, de tension, de prurit et de battement.

Dans les parenchymes, la congestion, variable suivant l'organe qui en a été le siége, se présente, tantôt sous la forme de piqueté rouge (cerveau), d'engouement (poumon), d'engorgement (viscères abdominaux), et dans ce cas elle s'accuse surtout par le développement excessif de l'organe et par son ramollissement et sa friabilité (foie, rate). Par elle-même, la congestion peut être une maladie ; elle complique souvent certains états pathologiques, congestion dans les fièvres graves, dans la dothiénentérie, dans l'albuminurie, dans les fièvres intermittentes, les névralgies (1).

Enfin, elle peut se produire dans des tissus vasculaires accidentels, tels que les hémorrhoïdes, les tumeurs érectiles.

Les congestions *physiologiques* se distinguent les unes des autres par le but à remplir. Tantôt, comme dans la congestion émotive, l'acte n'a aucun rôle appréciable à

(1) Chez la femme, la température vaginale prise dans le moment qui précède l'apparition des règles, a présenté un excès oscillant entre 0°,2 et 0°,8.

Le professeur Gavarret, expérimentant sur une brebis, a trouvé la température vaginale au moment du rut, de 0°,5 à 1°, supérieure à la température normale. (Gassot. Th. de Paris, 1873, p. 64).

Sur une plaque d'urticaire, le thermomètre m'a indiqué 31°,8, tandis que sur un endroit de peau saine il ne s'élevait qu'à 30°,2.

(1) Notta. Arch. gén. de méd., 1854, p. 1.

Marrotte. Arch. de méd., 1865, p. 385, 1873, p. 20.

Verneuil. Arch. de médecine, nov. et déc., 1874.

exercer ; tantôt il aboutit à une sécrétion : toute glande qui sécrète est le siége d'un énergique aflflux de sang (congestion des glandes salivaires au moment de la mastication, congestion des seins au moment de la montée du lait). Le même phénomène se manifeste dans toute partie qui va être le siége d'une évolution nutritive rapide, dans chaque point épiphysaire, par exemple, au milieu duquel commence le travail de l'ossification.

Dans l'érection, la replétion sanguine approprie les organes au rôle qu'ils doivent remplir. Dans la menstruation, la congestion de l'utérus et des annexes, nécessaire à l'ovulation, va jusqu'à l'hémorrhagie.

La congestion qui se fait au moment de la menstruation ou qui la précède de quelques jours ne semble pas se limiter à la zone génitale : il semble qu'à cette époque il y ait éréthisme des tissus de l'organisme, et tout le système vasculaire semble présenter un état analogue au système utéro-ovarien. Ces phénomènes, en effet, se produisent, non-seulement du côté des muqueuses, épistaxis, hémoptysie, etc., mais aussi du tégument externe. Dans une bonne étude sur la menstruation au point de vue de son influence sur les affections cutanées, M. Danlos (Thèse de Paris, 1874) a noté une relation manifeste entre les affections de la peau et les phénomènes congestifs utérins. Il a signalé des poussées aiguës dans un eczéma chronique (observations V, VII et VIII), des poussées d'eczéma aigu intense précédant les règles de trois ou quatre jours (observations VI et IX), un érysipèle périodique ou irrégulièrement périodique (observations X et XI), dans un cas supplémentaire des règles (observ. XVI), un purpura périodique mensuel (observ. XII), une attaque de scorbut, un eczéma des seins, un prurigo intense, consécutifs à une suppression (observ. XVII, XVIIII et XX), de la sclérodermie liée à la menstruation (observ. XXI et XXII), des pigmentations de la face (observ. XXIII et XXIV), etc., etc.

L'auteur voit avec raison dans ces faits une sympathie manifeste entre l'appareil utéro-ovarien et le système tégumentaire et admet que ces manifestations cutanées sont liées à la menstruation ou à des désordres réflexes. Quoi qu'il en soit de l'explication, ce que nous retiendrons, c'est l'apparition au moment des règles d'une congestion généralisée, se localisant plus spécialement en certains points suivant la résistance de tel ou tel tissu, et, si on nous permet d'employer cette expression, on pourrait dire qu'au moment de la menstruation la femme représente, dans son ensemble, *un tissu congestionné*.

A l'appui de cette proposition, je rappellerai les faits très-intéressants cités dans la thèse de M. Cauchois (1).

Dans un cas, il s'agit d'une femme scrofuleuse portant au bras une croûte qui se détachait à chaque menstruation et laissait à nu une plaie donnant lieu à une hémorrhagie de même durée que les regles.

Dans une autre observation, chez une femme de 41 ans, au trente-quatrième jour après l'accident, une hémorrhagie se déclara au moment des règles par une plaie de l'avant-bras en voie de cicatrisation.

Deux faits rapportés par Fleury, de Clermont, à la So-

(1) Cauchois. Pathogénie des hémorrhagies traum. second. Th. Paris, 1873, p. 138 et suiv.

ciété de chirurgie (1863) et cités dans la même thèse, nous intéressent encore davantage : il s'agit, en effet, d'opérations pratiquées pendant la période menstruelle et *très-près de la zone génitale.*

Une jeune fille est opérée d'une hernie crurale droite. Malgré l'emploi des réfrigérants, les règles avaient paru dans la nuit qui précéda l'opération.

Il m'a bien semblé, dit M. Fleury, que l'écoulement de sang était plus abondant qu'à l'ordinaire. Cependant, aucune ligature n'a été faite.

Au bout de quelques heures on s'aperçut que les pièces du pansement étaient imbibées de sang. *L'écoulement ne céda qu'au perchlorure de fer.* Les suites de l'opération furent d'ailleurs très-heureuses.

Domestique âgée de 42 ans, opérée pour une hernie crurale gauche. « La malade me dit qu'elle a ses règles. Cette considération ne pouvait m'arrêter. L'incision de la peau et du tissu cellulaire sous-cutané donne issue à une quantité de sang plus considérable qu'à l'ordinaire. Les recherches les plus attentives ne font cependant découvrir aucun vaisseau susceptible d'être lié. Je me borne à absterger la plaie et je continue l'opération. »

On peut, avec M. Cauchois (1), admettre deux sortes de *diérèse traumatique* : l'une la plus ordinaire, par violences externes ou *diérèse traumatique proprement dite*, l'autre précédée d'une ampliation des vaisseaux par le sang ou *diérèse traumatique congestive.* C'est de cette dernière que nous nous occuperons spécialement dans les lignes suivantes.

(1) Thèse citée, p. 16.

I. — *Résistance des tissus congestionnés.*

Comment se comporte un tissu congestionné par rapport aux traumatismes accidentels ou opératoires? Un tissu de cette nature étant blessé, qu'a-t-on à espérer? qu'a-t-on à craindre? La réponse à cette question a été cherchée par la pathologie expérimentale, et si nous trouvons quelques contradictions dans les résultats de ces expériences, nous ne devons pas moins signaler ce qu'elle nous a appris, quitte, au point de vue pratique, à nous appuyer de préférence sur les enseignements de la clinique.

Le procédé expérimental n'a guère varié ; il consiste à supprimer l'action des nerfs vaso-constricteurs en coupant le grand sympathique ou en extirpant le ganglion cervical supérieur. Les tuniques artérielles paralysées ou cédant à l'action des nerfs vaso-dilatateurs se laissent distendre ; l'afflux sanguin se fait plus facile et plus énergique ; la congestion expérimentale est obtenue. Mais dans ces expériences, à notre avis. plusieurs éléments se trouvent mélés et il devient difficile de faire la part de chacun d'eux dans les effets obtenus. Dans ces sections nerveuses du grand sympathique, quelle part revient, dans la production des troubles de nutrition oculaire, à la suppression de l'influence nerveuse trophique ou à la congestion des vaisseaux?

Il y a là une inconnue difficile à dégager.

Nous citerons à ce propos les opinions un peu contradictoires des physiologistes les plus accrédités. Pour M. le professeur Vulpian « la paralysie vaso-motrice ne saurait produire directement l'inflammation ; elle ne détermine qu'une faiblesse, une prédisposition locale, une sorte d'imminence morbide qui rend les tissus plus sensibles aux causes d'irritation. »

D'après Cl. Bernard, (1), au contraire, « l'ablation du ganglion cervical supérieur semble retarder les désordres de nutrition. Ce fait est très-intéressant, parce que l'ablation de ce ganglion active les phénomènes circulatoires des parties auxquelles s'étend son influence ; ces parties paraissent avoir une vitalité plus grande, ce qui leur permettrait par là une plus longue résistance aux causes de désorganisation qui tiennent à l'opération (la section du trijumeau par la méthode de Magendie et les troubles oculaires qui en sont la conséquence.) »

Les expériences de Sinitzin (2) semblent confirmatives de ces faits.

L'interprétation en reste pourtant obscure : doit-on admettre, comme en conclut l'auteur, des propriétés *trophiques* pour le grand sympathique et le ganglion cervical supérieur, ou au contraire faut-il voir dans la dilatation vasculaire, la congestion consécutive au défaut d'action nerveuse, cette puissance apparente de la vitalité?

Les expériences de Sinitzin ont été variées de plusieurs manières.

1° Sur dix lapins, il extirpe le ganglion cervical supérieur et coupe le sympathique d'un côté. Vingt-quatre heures après, des fils de verre très-fins sont introduits dans les deux cornées. Huit fois, l'œil du côté opposé a

(1) Leçons sur la physiologie et la path. du système nerveux, 1868, t. II, pp. 64 et 65.

(2) Th. de Moscou. Id. Annales d'oculistique, t. LXVII, p. 261, 263.

résisté à l'action irritante du corps étranger, tandis que l'œil opposé était violemment enflammé. Dans deux cas, l'inflammation envahit les deux yeux, mais elle fut plus légère et moins grave du côté opéré.

2° Les corps étrangers ne furent introduits que dix-sept à vingt jours après la section du sympathique, après disparition des effets de la paralysie vaso-motrice.

Les deux yeux s'enflammèrent et avec une égale intensité.

3° Dans six cas, la section du sympathique ne fut pratiquée qu'après l'introduction des fils de verre dans la cornée. L'inflammation parut modifiée par la section, et se dissipa plus vite du côté opéré que du côté sain.

4° Dans six cas, la section du grand sympathique fut faite en même temps que celle du trijumeau. Or, dans ces cas les troubles nutritifs qui suivent la section du trijumeau ne se développèrent pas et l'œil opéré resta sain.

Enfin si ces troubles ont suivi la section du trijumeau, la section du sympathique les arrête ou les diminue.

Y a-t-il donc exagération et persistance de la vitalité des tissus? (Cl. Bernard).

Il est plus vraisemblable au contraire (Panas) (1) que le retard et l'absence d'accidents est une preuve de la diminution de cette vitalité. A la suite de la section du grand sympathique, la nutrition des tissus et celle de l'œil en particulier se trouve diminuée. Le sang qui s'échappe des veines dilatées par la section du grand sympathique est encore rutilant et à demi-artérialisé; il n'a

(1) Panas. Leçons sur les kératites, 1876, p. 23.

pas la couleur du sang veineux, couleur qui traduit les échanges nutritifs.

Du reste, des expériences plus récentes de M. Eckhard (1) n'ont pas confirmé celles de Sinitzin, et M. Cl. Bernard lui-même a démontré que chez les animaux débilités, après la section du cordon sympathique cervical ou l'arrachement du ganglion cervical supérieur, on voit se développer facilement une conjonctivite et une kératite du côté opéré. Quoi qu'il en soit, si nous abandonnons le terrain de la physiologie pour regagner celui de la clinique, les faits nous paraissent plus clairs et semblent jeter une certaine lumière sur la question.

Que la congestion soit pathologique ou physiologique, elle crée une prédisposition morbide, elle crée une imminence à l'inflammation. Et, à bien prendre, la congestion est le premier degré de l'inflammation, et dans bien des cas, bien petite est la limite qui sépare ces deux états.

Un traumatisme sur un tissu congestionné en fait facilement un tissu enflammé. Nous pourrions en trouver de nombreux exemples dans la pathologie interne. Nous en revenons toujours à l'utérus et à ses annexes, d'abord parce qu'ils sont pour ainsi dire le lieu propre de la congestion et ensuite parce que leurs affections fréquentes nécessitent souvent l'intervention chirurgicale. C'est précisément sur les dangers d'une intervention intempestive que nous insistons, après tant d'auteurs du reste.

Dans les services de médecine, il est extrêmement commun de voir des métro-péritonites survenues à l'oc-

(1) Eckhard. Centralblatt, 1873, pp. 548, 550. Id. Revue des Sciences médicales, 1873, t. II, p. 561.

casion de fatigues, d'excès de coït, ayant eu lieu pendant le temps des règles ou à une époque trop rapprochée de leur début ou de leur fin.

De même pour l'ovaire ; la congestion physiologique est devenue ovarite.

M. Leteinturier (1) a justement insisté sur ces faits. « Dans un groupe de cas, qu'il y ait eu ou non existence de lésions antérieures du côté de l'utérus ou de ses annexes, l'action qui a été le point de départ des accidents a porté sur le col dans un moment de congestion pelvienne déterminée soit par l'évolution menstruelle, soit par toute autre cause (fatigue, excès du coït). »

Obs. III. (2)—Une femme de 36 ans, très-régulièrement menstruée depuis l'âge de 16, étant à la fin de ses règles, se donne avec une grande seringue de verre et sans aucune précaution, deux ou trois injections d'eau froide dans le vagin. Elle a du reste l'habitude de se donner fréquemment des injections.

Immédiatement, douleur vive au niveau de la fosse iliaque gauche avec sensation de froid. — Frissons avec chaleur et transpiration.

Ventre douloureux. Empâtement dans le flanc gauche.

Temp. moyenne, 38o à 39,5.

Guérie cinq semaines après le début des accidents.

Obs. IV. (3)—Une malade atteinte de métrorrhagie, portant une ulcération fongueuse du col, saignant au moindre contact, subit une légère cautérisation au fer rouge. Le premier jour, tout se passa bien, à part quelques douleurs dans la région lombaire. Mais l'époque des règles survint et avec elle d'assez vives douleurs dans la région hypogastrique; des vomissements apparaissent, le pouls devient petit, serré, et la malade mourut au milieu des signes d'une péritonite.

(1) Thèse de Paris, 1872.
(2) Page 33, obs. XX.
(3) Page 15, obs. XI.

Le travail congestif qui se passe au voisinage des articulations, au niveau du cartilage épiphysaire au moment de l'ossification, constitue de même une faiblesse locale et une prédisposition morbide.

MM. Gosselin et Giraldès ont insisté sur ce fait soit par eux-mêmes soit dans divers travaux qu'ils ont inspirés (1).

Quelquefois spontanément, plus souvent, sous l'influence d'un traumatisme, la congestion devient le point de départ d'un travail pathologique,

C'est bien vraisemblablement à cette cause qu'il faut attribuer la fréquence des maladies osseuses, à cette époque de la vie comprise entre la fin de l'enfance et le commencement de l'adolescence.

Dans une thèse faite sous l'inspiration de notre vénéré maître, M. Marjolin (2), M. Gibert a noté que, chez les jeunes filles présentant des troubles de la menstruation, il n'est pas rare d'observer une congestion active du côté des grandes articulations et spécialement du côté de la hanche, congestion qui peut devenir l'origine d'une tumeur blanche.

M. le professeur Gosselin (3) (Clin. de la Charité, t. I. p. 117) a attiré avec soin l'attention sur cette particularité et dans les excellents chapitres qu'il consacre aux maladies chirurgicales de l'adolescence, il a fait ressortir cette prédisposition crée par l'âge auquel se fait la soudure des épiphyses.

Un jeune garçon, âgé de 17 ans, bien constitué,

(1) Gosselin. Arch. de méd., 1858. — Gamet. Th. 1862. — Louvet. Id. 1867. — Cullot. Id. 1871. — Sezary. Id. 1871.

(2) Gibert. Th. de Paris, 1859.

(3) Loc. cit., p. 117.

fait 15 jours avant son entrée à l'hôpital, une chute sur le genou droit, suivie d'une douleur persistante, puis du développement d'une tuméfaction douloureuse au niveau de la tubérosité antérieure.

Après avoir discuté les éléments et les raisons du diagnostic : ostéite épiphysaire subaiguë, — le professeur ajoute :

« Cherchant ensuite le diagnostic étiologique, je ne trouvai aucune des causes générales qui contribuent au développement des maladies des os.

Pas de syphilis antérieure ni héréditaire, pas de scrofule, pas d'apparence de rhumatisme. Je ne puis donc trouver d'autre cause que la contusion annoncée par ce malade, et comme cette contusion avait été assez légère, comme d'autre part, j'ai vu plusieurs fois un pareil gonflement se développer chez les jeunes gens à cette place, sans intervention d'aucune cause traumatique, j'en ai conclu que, derrière la cause occasionnelle, se trouvait comme cause prédisposante, l'âge du sujet et son aptitude à prendre, dans le voisinage des épiphyses, à l'époque de la vie où la nutrition des os s'active pour l'achèvement de l'ossification, une exagération de ce mouvement qui devient alors de l'ostéite. »

Plus bas (p. 120) : « Jusqu'à l'achèvement de l'ossification le malade sera exposé à des retours de douleur, surtout si une nouvelle contusion survient. »

Dans un autre cas, il s'agit d'un garçon de 17 ans, tombé trois mois auparavant sur la hanche gauche qui est devenue le siége de douleurs persistantes et a perdu ses fonctions.

L'exploration dénote un gonflement limité à la région

de la hanche et M. Gosselin pense qu'il s'agit d'une ostéite subaiguë, d'origine traumatique, développée au niveau ou au voisinage d'une épiphyse.

« Le grand trochanter a été contus à l'époque où sa nutrition était activée par les besoins de l'ossification, et sa contusion a été suivie d'une phlegmasie qui a débuté, peut-être dans le cartilage épiphysaire, peut-être dans la substance osseuse elle-même. »

II. *Dangers des traumatimes portant sur les tissus congestionnés.* — Dans le chapitre qui précède, nous avons déjà donné une idée de ces dangers en démontrant l'imminence morbide à laquelle sont soumis les tissus congestionnés. Le premier danger, celui sur lequel nous venons d'insister, est l'inflammation avec toutes ses conséquences; nous n'y reviendrons pas. Mais d'autres dangers plus graves encore résultent des modifications de structure qui se sont produites dans la trame des organes ou des tissus par le fait même de la congestion.

Nous ne voulons entrer ici dans aucun détail d'anatomie pathologique; nous n'en dirons que juste ce qui est nécessaire à l'intelligence du sujet.

Ces modifications de structure et les dangers qui y sont inhérents doivent être étudiés : 1° dans les parenchymes; 2° dans les membranes.

Dans un mémoire de Bailly (1), nous trouvons trois observations de rupture *spontanée* de la rate pendant un accès de fièvre intermittente.

Nous avons rapporté ces cas parce que, malgré l'ab-

(1) Bailly. Observ. de rupture de la rate dans la fièvre intermittente. Revue médicale, 1825, t. IV, p. 211.

sence d'une cause traumatique, ils nous ont paru se lier à notre sujet. Les détails de l'autopsie qui y sont consignés avec soin nous ont paru mériter intérêt et devoir éclairer la pathogénie des accidents formidables qui suivent les traumatismes survenant dans ces conditions.

Dans les trois cas, on trouva à l'autopsie la rate très-augmentée de volume, son tissu énormément congestionné, offrant une consistance putrilagineuse et une couleur gris-noirâtre, une ou plusieurs ruptures en différents points, un épanchement sanguin abondant dans la cavité abdominale.

L'auteur fait remarquer la rareté extrême de ces ruptures spontanées, l'intervention ordinairement nécessaire d'un traumatisme pour les produire. « Elles sont encore intéressantes en ce qu'elles offrent le plus haut degré de congestion qui puisse exister dans cet organe. »

Le *fôie* peut présenter absolument le même genre de désorganisation que celui qui est mentionné dans les autopsies ci-dessus relatées.

Suivent deux observations de fièvre intermittente terminées par la mort. Dans l'une, « le foie était noirâtre, il ne semblait composé que de sang noir légèrement coagulé et de filets celluleux qui seuls offraient quelque résistance au doigt... Son tissu était réduit en bouillie... » Dans l'autre, « le foie était si gorgé de sang qu'il se détachait par lambeaux quand on l'enlevait avec la main; il semblait que la plus grande partie des vaisseaux était rompue et que presque toute sa structure intérieure était convertie en une masse d'extravasation. «

Nous trouvons dans les publications un certain nombre de cas de traumatisme portant sur des rates congestionnées; des accidents mortels en furent toujours la conséquence.

Obs. V(1).—M. Pigné rapporte qu'un jenne homme bien constitué et qui était atteint d'une fièvre intermitente tierce depuis deux mois, fut guéri par le sulfate de quinine à hautes doses; que la fièvre avait disparu depuis huit jours, lorsque le cheval qu'il montait fut effrayé et le pommeau de la selle vint frapper l'abdomen du cavalier, qui fut pris de syncope et mourut quelques instants après. A l'autopsie, on trouva la rate très-volumineuse, présentant une rupture qui avait donné lieu à un épanchement de sang dans l'abdomen.

Obs. VI (2). — Un étndiant en droit, âgé de 23 ans, qui avait eu des accès de fièvre intermitente, fit une chute sur la poitrine et sur le ventre. A l'instant même, douleur très-vive et syncope prolongée. Refroidissement, anxiété, convulsions légères, mort au bout de 2 heures. A l'autopsie, énorme épanchement de sang, rate *volumineuse et descendue dans la cavité abdominale.*

Playfair, chargé dans les Indes de l'autopsie des individus ayant succombé à une mort subite et violente, a constaté plus de 20 cas de rupture de la rate (3).

Dans ces contrées marécageuses la rate est hypertrophiée et très-friable chez 1/3 des habitants. La vie de la personne qui porte une rate aussi friable ne tient vraiment qu'à un fil : une action physique très-faible, un léger choc, une secousse un peu brusque, voire même la contraction soudaine des muscles abdominaux, suffit à déterminer la rupture, qui produit une hémorrhagie aussi rapidement mortelle que la section de la carotide. La mort a lieu de 7 à 8 minutes en moyenne après l'accident.

(1) Bulletin de la Soc. anat., t. XII, 1837, p. 325.
(2) Gaz. des hôpit., 1849, p. 582.
(3) Gaz. médicale de Paris, 1859, p. 107.

Les mêmes accidents, avec une gravité peut-être un peu moins grande, peuvent se présenter dans les traumatismes intéressant des *membranes congestionnées*. Ici, comme dans les parenchymes, l'accident immédiat, le plus redoutable est encore l'hémorrhagie. On conçoit facilement que si la force vulnérante n'a pas été jusqu'à produire la rupture vasculaire, d'autres accidents puissent en être la conséquence (phlébite, angioleucite, etc.). Pour ce qui est de l'hémorrhagie, nous ne pouvons mieux faire que de renvoyer à la thèse de notre excellent ami J. Cornillon (1), qui a consacré à ce sujet tous les détails qu'il comporte. Nous ne ferons que mentionner ici les observations d'hémorrhagie survenues à la suite de traumatismes intéressant la zone génitale externe, congestionnée pendant la grossesse.

Obs. IV. — Varices du vagin. Rupture pendant un rapport sexuel. (Dublin Journal, t. XVIII, p. 514.)

Obs. V. — Varices de la vulve. Chute, hémorrhagie. Mort rapide.

Obs. VI. — Varices de la grande lèvre gauche. Rupture, hémorrhagie mortelle.

Obs. VII et VIII. — Hémorrhagies très-graves, non mortelles, par une plaie de la vulve (Tarnier) par une petite plaie d'une veine variqueuse au niveau du capuchon du clitoris. (Depaul).

Nous pourrions citer un grand nombre de cas analogues, on les trouvera disséminés dans les recueils; nous ne voulons qu'attirer l'attention sur ce point.

III. — « Moins il y a de vaisseaux et de nerfs dans une région où l'on fait une tentative de réunion, plus les chances de succès sont grandes (2). » C'est par ces mots,

(1) J. Cornillon. Th. de Paris, 1872, n° 211.
(2) Verneuil. Clinique inédite, 2 juin 1876.

empruntés à une Clinique inédite du professeur Verneuil, que nous commençons notre troisième chapitre sur la manière dont se comportent les tissus *congestionnés* vis-à-vis des tentatives opératoires.

Nous nous occuperons spécialement de la question des autoplasties. En effet, nous avons signalé plus haut les accidents locaux et à distance qui peuvent accompagner et suivre la blessure des tissus congestionnés ; nous n'avons plus à nous occuper actuellement que des phénomènes de réparation dans ces mêmes tissus.

Il semblerait *a priori* qu'un tissu, qu'une membrane dans laquelle la circulation se fait largement et avec activité, dans laquelle les phénomènes vitaux semblent exaltés, doivent être dans les meilleures conditions pour réparer leurs blessures, pour contracter des adhérences, en un mot, pour offrir l'évolution favorable qui constitue la réunion par première intention. — Les données de l'expérience contredisent formellement ces vues théoriques, et sans exagérer la chose, on peut dire d'une manière générale que l'afflux sanguin exagéré, que la congestion est loin d'être favorable à la réunion par première intention.

Si le temps nous le permettait, nous prendrions une à une les diverses périodes de la réparation d'une plaie, et nous ferions voir qu'à chacune des phases la congestion joue un rôle défavorable.

D'abord, dans un tissu congestionné, l'hémostase définitive est difficile ; le sang qui s'infiltre dans les tissus, l'opération une fois terminée, les sutures mises en place, constitue entre les lèvres de la plaie un véritable corps étranger qui empêche l'adhésion parfaite, et subit plus tard des modifications qui ont grande chance de substituer au travail d'adhésion un travail de suppuration.

A une période plus tardive, l'hémostase primitive une fois assurée, toutes les causes d'hémorrhagies secondaires agissent avec plus d'intensité que partout ailleurs sur un tissu hypervascularisé, et l'on retombe dans les accidents que nous venons de signaler.

Deuxième point : les tissus congestionnés, d'une manière générale, sont plus friables et se laissent plus facilement sectionner et détruire par le travail ulcératif que les tissus sains. Que cette friabilité soit le résultat du ramollissement des tissus, qu'elle soit au contraire due à l'excès de vitalité qui imprime une marche rapide aux phénomènes de l'absorption, les sutures appliquées dans ces conditions coupent trop vite les tissus et tombent avant que la réunion ne soit obtenue.

Enfin, plus tard, à la période de granulation, si les phénomènes congestifs n'ont pas cédé, les bourgeons charnus sont turgides, sensibles, saignant au moindre contact ou spontanément, et quelquefois même atteints d'une inflammation aiguë, — véritable granulite de la plaie; — ou, au contraire, ils sont fongueux, mollasses, œdématiés, en tout cas peu propres aux phénomènes de la cicatrisation.

C'est pour combattre ces phénomènes congestifs survenant dans les bourgeons charnus, à cette période de l'évolution de la plaie, qu'on emploie quelquefois avec avantage la compression par une plaque de plomb, dont l'effet est d'affaisser les bourgeons charnus, de diminuer leur vascularité et de les mettre par là même dans des conditions meilleures pour la cicatrisation.

Aussi, sans aller aussi loin que Dieffenbach, qui conseillait de diviser tous les troncs vasculaires qui se rendent à un lambeau anaplastique, pour éviter la congestion sanguine et par suite la gangrène qu'il lui attribue, nous pensons que cette congestion préexistant à une opération autoplastique ou survenant après son exécution, constitue une chance des plus défavorables pour le succès de la tentative.

Nous trouvons de nombreux exemples de cette proposition dans les opérations tentées pour remédier aux solutions de continuité de la paroi vésico-vaginale ou du périnée, à une époque trop rapprochée de l'accouchement ou pendant la grossesse, ou même pendant la menstruation; en un mot, à une époque où les tissus de cette région présentent une hyperémie incontestable. Et si l'on nous objecte que bien d'autres éléments viennent compliquer les opérations pratiquées pendant la grossese et en rendre le succès incertain, nous répondons que, à notre avis, c'est l'élément congestif qui compromet le plus le succès, puisque nous voyons survenir les mêmes accidents pendant la menstruation, alors que cet élément peut seul être invoqué comme cause d'insuccès.

Nous empruntons quelques notions importantes à un Mémoire considérable publié par M. Verneuil en 1862, et où la question est traitée d'une manière incidente (1).

« Deux mois après l'accouchement, l'utérus et ses annexes sont-ils redevenus assez normaux pour qu'on ne

(1) Verneuil. Arch. gén. de médecine, 1862, 5e série, t. 19, p. 60.

craigne plus de retentissement? D'un autre côté, la paroi vaginale a-t-elle suffisamment perdu de sa vascularité? a-t-elle repris assez de consistance pour bien supporter l'effort des sutures, et la vaginite traumatique n'est-elle pas à redouter?... Les deux ou trois premiers mois doivent être uniquement consacrés aux soins hygiéniques... »

M. Verneuil appelle *opérations prématurées* celles qui sont pratiquées trop près de l'accouchement ou celles qu'on répète trop tôt après un premier insuccès de suture. Je renvoie au Mémoire de ce savant maître, où l'on trouvera nombre de faits confirmatifs des insuccès que l'on se prépare en opérant dans ces conditions.

Dans un travail plus récent, M. Deroubaix (1) discute la question de l'opportunité de l'opération, et dans les conseils qu'il donne pour modifier les accidents généraux et locaux qui de près ou de loin peuvent influer sur les suites de la manœuvre chirurgicale, il termine ainsi : « C'est pour des raisons basées sur ces principes qu'il est bon, quand on le peut, d'éviter de pratiquer l'opération, avant, pendant et immédiatement après l'époque des menstrues et dans le cours d'une grossesse. Il est certain que, pendant ces différents états de la femme, les parties qui doivent être soumises à l'action des instruments ont éprouvé des modifications, très-légères pour certaines d'entre elles, plus profondes pour les autres, qui ont cela de commun qu'elles ont changé d'une manière désavantageuse les conditions requises pour l'exécution facile et la réussite de l'œuvre chirurgicale.

(1) Deroubaix. Traité des fistules uro-génitales de la femme, Paris, Bruxelles, 1870, p. 385.

La simple congestion pendant les règles, l'engorgement et l'infiltration des organes génitaux aux différents temps de la gestation, sont plus ou moins de nature à nuire à la solidité des tissus et à les rendre peu propres à une adhésion prompte et permanente...

« ... Faut-il augurer absolument mal de l'opération pratiquée dans ces circonstances? On n'est nullement autorisé à le faire, car il ne manque pas d'exemples de succès obtenus, malgré la présence de ces complications (1), et ces succès ont même été assez nombreux pour que certains auteurs en soient venus à regarder ces incidents comme de peu d'importance (2)... De plus, il est souvent arrivé que l'irruption du flux menstruel s'est faite inopinément pendant les suites d'une opération sanglante, sans que la cicatrisation en ait paru troublée (3). L'époque des règles est donc à éviter, mais il ne faut pas trop la redouter... »

Quant à la grossesse, plusieurs chirurgiens la considèrent de la même manière et ne la craignent pas davantage (M. Sims).

M. Deroubaix conseille vivement la temporisation dans ce cas. Nous nous rattacherons complètement à ce conseil et nous rapportons ci-dessous quelques exemples propres à en démontrer la justesse.

Chez une jeune femme (4), M. Verneuil, après trois opérations, obtient un succès complet. La guérison se maintient 6 mois. Dans l'intervalle survient une gros-

(1) Obs. XVII. Loc. cit., p. 707.

(2) Jobert (de Lamballe). Chirurgie plastique, t. II, p. 323. — G. Simon. Ueber die heilung, etc., 1854, p. 57.

(3) Deroubaix, obs. X et XIX.

(4) Verneuil. Mémoire cité, p. 55.

sesse : *nouvel écoulement d'urine au troisième mois* de la gestation. Accouchement avant terme à 8 mois. — La malade ne fut guérie que par une nouvelle opération pratiquée longtemps après l'état puerpéral.

Chez une malade (1), après deux tentatives opératoires inutiles, M. Deroubaix se décide à une nouvelle opération. « Quelque temps après la troisième opération cette femme reconnut qu'elle était enceinte ; dans la crainte que l'accouchement n'amenât de nouvelles lésions à l'endroit de la fistule, je crus qu'il était indiqué de pratiquer une nouvelle opération. *L'existence de varices* dans la muqueuse vaginale compliquait l'état de la patiente ; cependant, comme je voyais la possibilité de les éviter, je ne pensai pas devoir m'arrêter devant cette difficulté ; le 28 novembre 1861, au 6e mois de la grossesse, je me mis à l'œuvre. Tout marcha bien jusqu'au 9e jour. J'examinai alors le vagin et, chose qui m'étonna, je trouvai que non-seulement la fistule n'était pas guérie, *mais que presque tous les fils avaient passé à travers les lèvres de la fistule.* »

Anaïse B... (2), 31 ans, atteinte de fistule vésico-utéro-vaginale à la suite de couches. Bien réglée ordinairement, elle voit pendant 7 à 8 jours assez abondamment. Elle a subi avant le mois de mai de cette année six tentatives d'opération radicale ; la première par M. Lannelongne a pour but d'utiliser une partie de la paroi vésicale, mais *chaque fois les règles reviennent trop rapidement* et font manquer l'opération, car elles se font par l'urèthre et la vessie ; malgré cela, la femme est bien réglée.

Mai. Nouvelle opération ; un fil de suture ; règles trois jours

(1) Deroubaix. Loc. cit., obs. II, p. 621.

(2) Terrillon. Troubles de la menstruation après les lésions chirurgicales ou traumatiques. In Progrès médical, 1874, obs. IX.

après, malgré un intervalle de six jours seulement depuis la fin des règles précédentes ; aussi, la *suture manque encore une fois*.

Il est évident que, dans ce cas, l'opération portait toujours sur un tissu chroniquement congestionné, pour ainsi dire. La présence d'une fistule utéro-vésico-vaginale entretenait dans tout l'appareil utéro-ovarien un état sinon inflammatoire au moins congestif. Au moindre traumatisme, cet état se révèle par une épistaxis utérine avec congestion de toutes les parties voisines, ramollissement et section des tissus, chute des sutures et insuccès opératoire.

Nous avons pu recueillir dans le service du professeur Verneuil une observation tout à fait analogue, dont nous ne donnons qu'un court résumé.

Obs. inédite. Chez une femme de 38 ans, atteinte de fistule vésico-vaginale et chez laquelle les règles n'avaient pas reparu depuis l'accouchement déjà fort éloigné comme date, l'opération est pratiquée et exécutée sans difficulté. Pendant les neuf premiers jours qui suivent l'opération, pas une goutte d'urine ne s'écoule par le vagin. Le dixième jour, les règles reparaissent ; la cicatrice déjà fermée mais encore molle se désunit en plusieurs points, et la fistule donne de nouveau passage à l'urine.

Nous pourrions multiplier beaucoup ces citations ; tous les faits que nous possédons sont analogues aux précédents, et il nous paraît sans intérêt de les rapporter. On nous en accordera un seul de plus, que nous empruntons à la thèse de M. Cornillon, pour bien montrer cette influence pernicieuse de la congestion sur la réunion (1).

(1) Cornillon. Loc. cit., p. 68.

« Je me rappelle qu'en 1869 M. Tillaux fit à l'hôpital Saint-Antoine, où je remplissais les fonctions d'interne, une suture du périnée chez une jeune fille de 19 ans, primipare, qui avait accouché trois ou quatre semaines auparavant dans le service de M. Besnier. Le périnée s'était rompu dans une assez grande étendue ; plusieurs points de suture métallique furent appliqués, mais au bout de quelques jours les règles reparurent et les surfaces *occupées par les deux fils supérieurs* (les plus rapprochés de la muqueuse vulvaire) *ne se réunirent point.* »

De même la congestion passagère de tissus accidentellement érectiles, comme les hémorrhoïdes, peut non-seulement empêcher la réunion des parties, mais être le point de départ d'accidents très-graves.

Le fait suivant, que nous extrayons de la thèse de notre excellent collègue, Emm. Bourdon, en est la preuve (2).

Obs. — Déchirure complète du périné avec rupture de la cloison. Perinéorraphie parle professeur Richet. (Résumé.)

L'opération terminée, le résultat immédiat put être considéré comme très-satisfaisant.

La journée se passa à merveille ; le soir vers les onze heures, la malade commença à se plaindre d'une douleur à l'anus ; le lendemain matin, elle la déclarait intolérable. L'examen démontra qu'il y avait un commencement de congestion hémorrhoïdaire, à laquelle cette dame était sujette. Le soir de ce deuxième jour, la tuméfaction du bourrelet hémorrhoïdaire était telle que les deux sondes sur lesquelles étaient liés les fils et que nécessitait la suture, se voyaient à peine ; on jugea prudent, par crainte d'étranglement sphacélique, de couper le point de suture le plus près de l'orifice anal, lequel était indépendant des deux autres. Il s'opéra de suite un relâchement qui soulagea beancoup le malade.

(2) Bonrdon. Th. de Paris, 1875. Des anaplasties périnéo-vaginales, obs. II, p. 48. (Extraits).

Le troisième jour, les hémorrhoïdes fluent et les règles, qui avaient eu lieu cependant huit jours avant, reparaissent. Une détente parait s'opérer dans l'état local, mais la fièvre est]intense, il y a des frissons et beaucoup d'agitation.

Le quatrième jour, on est obligé d'enlever complètement la suture périnéale à cause de la suppuration abondante qui baigne les sondes, qui sort par les points de suture et qui s'écoule du côté de l'anus.

Cinquième jour, nuit très-bonne; la fièvre est tombée; pas de douleurs locales, les règles ont cessé, mais la conjestion anale continue ainsi que la suppuration périnéale. On peut examiner l'état des choses après des injections vaginales et rectales, et l'on constate que la suture vaginale est intacte. *La suture périnéale a cédé dans les deux tiers de sa hauteur.* Le tiers antérieur soutenu par la suture vaginale paraît solide.

Plus tard, après amélioration de l'état général et local, la cicatrisation périnéale se produisit insensiblement du vagin à l'anus. Une fistulette persista à l'angle supérieur de la suture vaginale.

En dehors de ces phénomènes d'ordre vital par lesquels la congestion peut faire manquer la réunion des parties, elle peut produire le même résultat d'une manière toute différente, d'une manière toute mécanique. Les changements rapides de forme et de volume qui accompagnent l'érection détruirent l'affrontement des parties avivées, tiraillent les moyens de réunion et les rendent inutiles, rompent la cicatrice si elle a déjà commencé à se faire, et peuvent même provoquer des hémorrhagies s'ils se produisent à une époque encore rapprochée de la tentative chirurgicale. C'est ce qui arrive après l'opération du phimosis quand il survient une érection intempestive.

En outre, quand cette augmentation rapide de volume porte sur des tissus qui sont maintenus en contact par des sutures, il en résulte un étranglement immédiat des parties, tel que le sphacèle est imminent si la réunion n'est point détruite. C'est ce qui arriva dans la dernière observation que nous avons rapportée. Ces faits sont trop clairs pour que nous insistions davantage; nous passons outre.

CHAPITRE III.

BLESSURE DES TISSUS ENFLAMMÉS

I.

Dès l'instant où une atteinte phlogogène frappe un tissu, une irritation prend naissance dans ce tissu ; les nerfs centripètes, sensitifs ou non qui sont à portée de cette irritation sont excités d'une façon plus ou moins violente. Ces nerfs transmettent aux centres vaso-moteurs de la région l'excitation qu'ils ont subie ; l'activité tonique de ce centre est troublée ou suspendue plus ou moins complètement; de là, cessation ou diminution du tonus des vaisseaux soumis à ces centres et, par conséquent, une dilation plus ou moins considérable de ces vaisseaux (Vulpian). Les capillaires, les artérioles et même les artères plus volumineuses se dilatent et leurs battements augmentent d'amplitude.

Quelle que soit la théorie que l'on adopte, cette congestion inflammatoire est bientôt suivie de la production d'un exsudat, variable suivant la nature du tissu, suivant celle de l'inflammation : exsudats séreux, muqueux, fibreux, hémorrhagiques, diphthéritiques, etc. A ces phénomènes intimes répond un ensemble de signes physiques et fonctionnels, la rougeur, la chaleur, le gonflement et la douleur : l'inflammation est constituée. Puis, suivant l'intensité de la cause phlogogène, suivant la nature du tissu enflammé ou de la constitution générale, suivant la thérapeutique instituée, l'inflammation se termine par résolution, par suppuration, par gangrène ou par passage à l'état chronique.

En outre, cette inflammation peut être simple, c'est-à-dire que le foyer inflammatoire ne renferme pas d'éléments malins ou devenus malins; elle peut être spécifique, le foyer renfermant des principes propres à modifier l'évolution naturelle de la plaie ou la crase sanguine. Nous avons déjà insisté plus haut sur ces faits dans notre classification des tissus malades, nous ne pouvons qu'y renvoyer. Cependant il était indispensable de rappeler ces quelques notions générales. En effet, suivant la période de l'inflammation, suivant la nature de cette inflammation, la blessure d'un tissu enflammé produit des effets essentiellement différents. Favorable dans un certain nombre de cas, elle peut être la source d'accidents terribles dans d'autres.

Nous étudierons la blessure des tissus enflammés à chacune des périodes correspondantes et dans chaque forme de l'inflammation : aiguë, chronique, simple et spécifique. Certains phénomènes sont communs à des périodes ou à des formes différentes d'inflammation ; nous les rapprocherons pour montrer la similitude de leur pathogénie.

Si nous nous en rapportons aux phénomènes intimes et symptomatiques de l'inflammation, il est facile de se convaincre que dans un tissu enflammé il s'est produit des modifications importantes qui changent la vitalité des parties et leur manière de réagir : les vaisseaux y sont plus gros et peut-être plus nombreux, l'exsudat y a introduit des éléments nouveaux, hétérogènes ; la compression par ces produits nouveaux, ou la cause phlogogène elle-même, y a déterminé la douleur en irritant les extrémités nerveuses. Chacune de ces modifications, dilatation vasculaire, présence d'un exsudat, irritation nerveuse, peut être la cause de phénomènes particuliers quand on blesse un tissu enflammé.

Nous étudierons successivement les suites du traumatisme dans les tissus enflammés ; A. d'une manière aiguë; B. d'une manière chronique.

Dans les tissus atteints d'inflammation aiguë, les résultats sont extrêmement différents suivant le moment d'application de la violence, et il est tout à fait indispensable de considérer ce moment dans chaque période de l'inflammation.

1° Alors que les tissus sont simplement congestionnés et infiltrés d'un exsudat dont l'avenir est encore incertain, il est d'observation vulgaire que le repos absolu de la partie dans une bonne position et à l'abri de toute violence extérieure avec des topiques appropriés, constitue la meilleure chance pour la terminaison des phénomènes inflammatoires par *résolution*. Au contraire, que sur cette même partie survienne une violence extérieure, une manœuvre intempestive, une exploration peu ménagée, il est aussi d'observation que les phénomènes inflammatoires acquièrent une intensité nouvelle et que la tendance devient suppurative. Que s'est-il passé ? les tissus déjà hyperesthésiés transmettent au point d'où partent les nerfs vaso-moteurs de la région une nouvelle incitation qui se traduit par une nouvelle dilatation vasculaire, une exsudation plus abondante et une irritation plus grande des tissus voisins. C'est comme une nouvelle application de la cause phlogogène. L'augmentation de la chaleur, de la rougeur, du gonflement, en sont bientôt la conséquence; on est trop heureux encore si les phénomènes s'arrêtent à ce point.

Mais ces faits sont pour ainsi dire hypothétiques : à moins d'une violence extérieure accidentelle frappant un tissu enflammé, un traumatisme prémédité est extrêmement rare dans ces circonstances et tous les efforts de la chirurgie tendent, au contraire, à mettre les parties dans les meilleures conditions pour la résolution.

Au contraire, il est toute une classe de traumatismes chirurgicaux portant sur les tissus enflammés, dans des conditions qu'il s'agit de déterminer et dans lesquelles le traumatisme lui-même est cause de résolution. Dans certains points de l'économie, quand une inflammation survient dans un tissu inextensible, ce qui en fait les dangers, ce n'est pas tant l'inflammation elle-même que la modification de forme et de volume qu'elle apporte dans la disposition des parties. Tout le monde entend bien que nous voulons parler des cas où, par le fait de l'inflammation, il y a menace d'étranglement ou même tendance au sphacèle. L'idée des panaris profonds, des phlegmons sous-aponévrotiques ou des inflammations des organes enfermés et bridés dans une coque inextensible vient de suite à l'esprit. Dans tous ces cas, le phénomène dominant est la douleur, c'est-à-dire l'irritation des extrémités nerveuses portée à leur extrême limite et comme réponse l'augmentation incessante des phénomènes inflammatoires, jusqu'à ce que l'obstacle ait été levé soit par l'intervention chirurgicale, soit par la mortification des parties.

Je n'ai nullement l'intention de m'occuper ici du traitement de ces accidents inflammatoires par les ponctions, les scarifications, les incisions, etc. Ce serait tout à fait sortir des bornes de mon sujet. Ces divers moyens n'agissent qu'en supprimant l'agent d'étranglement et en diminuant l'afflux sanguin soit primitif, soit consécutif. Je voulais seulement marquer la place de ces *traumatismes favorables* portant sur un tissu enflammé.

Nous allons, du reste, avoir à envisager un certain nombre d'autres cas où l'intervention chirurgicale agit aussi d'une manière favorable ou au moins peu dangereuse, et nous retrouverons encore à signaler des faits analogues quand nous nous occuperons des tissus enflammés chroniquement.

Nous avons déjà insisté sur ce fait que la gravité d'un traumatisme intéressant un tissu enflammé est entièrement différent suivant le moment de son application ; et, à ce point de vue, nous avons divisé les tissus enflammés en tissus *non suppurés* et en tissus suppurés.

Nous devons revenir sur quelques points : quand une région a été le siége d'une blessure, plaie ou contusion, et que déjà les phénomènes inflammatoires s'y sont développés (et on sait qu'ils s'y développent extrêmement vite) (1), l'application hâtive d'une seconde violence, faite suivant les règles de l'art et avec les réserves que comporte l'état des parties, est en général peu grave et même très-souvent favorable en restituant à la partie blessée ses rapports normaux ou en la débarrassant d'un agent d'irritation.

(1) Thèse de Lebel, 1874.

Ainsi, le massage pratiqué sur une entorse récente, alors que les phénomènes d'arthrite sont encore peu accusés, est en général suivi de bons résultats. De même la réduction d'une luxation, en remettant en place les parties déplacées, modère l'inflammation que crée l'ectopie accidentelle. De même encore l'extraction d'un corps étranger, surtout s'il est irritant, opérée quelques heures après sa pénétration dans les tissus, alors même qu'il a déjà provoqué un certain degré d'inflammation, calme comme par enchantement les phénomènes de réaction. En tout cas, si la tentative faite dans ces conditions a été inutile, elle n'a pas notablement aggravé l'état des parties; ce nouveau traumatisme se confond avec le premier et ne crée pas de dangers nouveaux ni particuliers.

Mais bien différentes sont les suites de la deuxième violence, si l'articulation est enflammée, si les bourgeons charnus de la plaie sécrètent du pus, s'ils sont douloureux et hyperesthésiés ! C'est alors que l'on court le risque de voir éclater tous les accidents que nous avons maintenant à étudier et qui constituent à proprement parler le danger de la blessure des tissus enflammés.

II.

Quand on parcourt tout ce qui a été écrit sur l'inflammation, sur les phlegmons, les abcès, les foyers purulents, on est étonné du peu d'attention que les auteurs ont consacré à la blessure des tissus de cette nature. Les accidents qui en résultent ont dû cependant être observés de tout temps, et l'on est frappé du silence qui est gardé à cet égard.

Ce n'est guère qu'à propos des cavités suppurantes telles que les abcès froids, les abcès par congestion, que cette question est traitée, et c'est à ce propos surtout que l'on signale les accidents graves qui succèdent à leur ouverture, à la stagnation et à la décomposition du pus dans leur intérieur. Sans doute ces accidents sont de la plus haute importance et méritaient d'être signalés; mais ils ne nous arrêteront pas longtemps. D'abord la connaissance parfaite que l'on en possède ne nécessite pas que l'on s'y appesantisse; de plus, ce sont des accidents relativement secondaires succédant à la blessure d'un foyer pathologique, et nous ne nous occupons spécialement ici que des accidents immédiats. Il est bien rare, en effet, que le traumatisme portant sur une de ces poches purulentes, à l'abri du contact de l'air jusqu'au moment où elles sont intéressées par l'instrument vulnérant, soit le point de départ immédiat des phénomènes qu'il nous reste à étudier.

Nous trouvons, dans Velpeau, quelques lignes excellentes où ces dangers sont appréciés et où la contre-indication d'opérer dans des tissus enflammés est formellement notée (1).

« Une circonstance importante à étudier, quoique les auteurs classiques qui nous ont précédé y aient à peine fait attention, concerne les accidents qui compliquent *actuellement* la maladie qu'on veut enlever. Je suppose, par exemple, qu'une tumeur, qu'un os à inciser, qu'un

(1) Velpeau. Méd. opér., t. I, p. 20.

doigt à amputer, soient entourés d'une inflammation aiguë, diffuse, soit érysipélateuse, soit phlegmoneuse, dont rien n'indique les limites et qui n'ait pas cessé d'entretenir une réaction générale manifeste. D'après ce vieil axiome, *sublatâ causâ, tollitur effectus*, il semble qu'en pareil cas on devrait opérer le plus vite possible. Ce serait une erreur, cependant; l'observation démontre qu'alors les opérations réussissent mal, qu'elles activent l'inflammation et n'empêchent point les malades de succomber. A part quelques cas exceptionnels, l'inflammation est ici comme la gangrène, elle veut qu'avant d'opérer, on en attende la localisation, la délimitation positive... Au total, j'attends (pour opérer), si le trouble général se rattache à une inflammation aiguë, développée au voisinage de la partie à enlever plutôt qu'à la maladie primitive elle-même; je me hâte, au contraire, si les accidents généraux sont sous l'influence du mal qu'on veut emporter. »

Velpeau n'insiste nullement sur la nature des accidents qui succèdent aux tentatives opératoires faites dans ces conditions, et s'il nous dit qu'elles n'empêchent pas les malades de succomber, il ne nous apprend pas de quelle manière ils succombent.

Paget insiste encore plus sur le danger des opérations pratiquées dans ces circonstances (1). Dans une excellente leçon sur les *Calamités de la chirurgie* et les conditions dans lesquelles il faut opérer, il dit : « N'opérez pas sur des parties enflammées, même de peu d'étendue. » Et à l'appui de son dire il rapporte plusieurs

(1) Paget. Leçons de clinique chirurgicale, traduction Petit, p. 129.

observations que nous aurons occasion de citer dans le cours de ce travail.

Mais c'est au professeur Verneuil que nous avons entendu formuler les règles les plus précises à cet égard, et nous lui devons la connaissance et l'explication d'un certain nombre d'accidents survenus dans ces circonstances.

Nous savons aussi que le professeur L. Le Fort est très-partisan des mêmes idées, et c'est au soin de ses pansements, au respect qu'il professe pour les plaies, qu'il doit la rareté des érysipèles dans son service et les beaux succès opératoires que nous lui avons vus obtenir à l'hôpital Baujon.

III

Dangers de la Blessure des tissus enflammés.

Les dangers qui résultent de la blessure d'un tissu enflammé sont de plusieurs ordres et il importe tout d'abord de les classer. Les uns sont communs aux tissus enflammés d'une manière aiguë ou chronique; les autres sont spéciaux aux tissus affectés d'inflammation aiguë. Enfin certains sont inhérents à l'organe enflammé et à la cause et à la nature de l'inflammation.

Empressons-nous d'ajouter qu'il ne faudrait nullement exagérer notre pensée et croire que, dans tous les cas d'une blessure portant sur un tissu enflammé, on verra éclater les accidents qui nous occupent. La blessure, le blessé, le milieu doivent remplir certaines conditions que nous aurons soin de signaler, chemin faisant. Cette réserve faite, nous abordons l'étude de ces accidents.

Parmi eux, les uns succèdent à un traumatisme intéressant un foyer exposé ou non au contact de l'air ; les autres, au contraire, exigent pour leur production, d'une manière à peu près absolue, que le foyer ait subi ce contact. Les premiers, en effet, sont des accidents pour ainsi dire d'ordre mécanique ; les autres sont des accidents d'ordre vital.

Les dangers spéciaux inhérents à la blessure d'un tissu enflammé d'une manière aiguë, sont : *a*, l'hémorrhagie ; *b*, les accidents nerveux.

Les dangers communs inhérents à la blessure d'un tissu atteint d'inflammation aiguë ou chronique et *suppuré*, sont : *c*, les accidents septiques.

A. *Hémorrhagie.*

Nous savons bien que les bourgeons charnus qui recouvrent une plaie suppurant d'une manière chronique, ou que les vaisseaux qui y sont plongés peuvent être le siége de poussées congestives et, sous l'influence de blessures insignifiantes, donner lieu à des hémorrhagies graves. C'est même là une des formes les plus sérieuses des hémorrhagies secondaires. Mais dans ces cas se mêle un élément étranger à notre question et dont nous ne pouvons tenir compte ici. Ces hémorrhagies ne se produisent guère que lorsqu'il y a déjà des phénomènes de septicémie et probablement altération de la paroi vasculaire et du liquide sanguin. En outre, elles se font spontanément ou sous l'influence de traumatismes microscopiques, de sorte que nous ne devons vraiment pas nous en occuper ici.

Dans d'autres faits rares, une opération portant sur un tissu *chroniquement enflammé* donne lieu à un écoulement de sang hors de proportion avec l'hémorrhagie habituelle; c'est une observation de ce genre qui est rapportée dans le *Dublin Medical Press* (1).

Dans une amputation de cuisse chez un enfant de neuf ans, atteint d'une tumeur blanche du genou, le chirurgien fut obligé de pratiquer, pour arrêter le sang, *douze* ligatures, la compression du canal médullaire, la cautérisation de l'artère du nerf sciatique; enfin, l'exposition prolongée de la plaie à l'air libre n'empêcha pas l'emploi des préparations astringentes.

C'est là un fait exceptionnel et il est donné avec trop peu de détails pour que nous puissions faire rentrer l'hémorrhagie, à titre de complication, dans une blessure portant sur un tissu chroniquement enflammé. L'enfant n'était-il pas hémophilique? La tumeur blanche dont il était porteur, et qui nécessita l'amputation, n'avait-elle pas amené chez lui quelque dégénérescence viscérale qui favorisait l'hémorrhagie?

Dans les poches d'abcès froids ou par congestion d'un certain volume, l'évacuation rapide du pus, en diminuant brusquement la pression intérieure, peut aussi donner lieu à une hémorrhagie dite alors hémorrhagie *ex vacuo*, mais c'est un accident commun et possible dans toutes les poches kystiques renfermant des collections anciennes, suppurées ou non, et dans ce cas l'in-

(1) Gaz. méd., 1836, p. 133. Thèse de Gauchois, p. 20.

flammation ne joue qu'un rôle médiocre. C'est donc dans les tissus atteints d'inflammation aiguë que nous nous occuperons spécialement de cette complication.

Le mécanisme de l'inflammation lui-même, la modification de vitalité et de structure qui se passent dans les tissus enflammés permettent de comprendre la fréquence de cet accident. Déjà, en 1836, Alisson, d'Edimbourg, avait conclu de ses expériences que les artères qui se rendent aux parties enflammées sont dans un état de dilatation et de relâchement. Ainsi affaiblies, elles transmettent sans la modifier l'impulsion lancée par le cœur. De même, d'après Otto Weber, si l'on divise, comparativement sur des points symétriques, les vaisseaux d'une partie saine et ceux d'une partie atteinte d'inflammation, les seconds donneront trois fois plus de sang que les premiers.

Tous les chirurgiens ont été frappés de la quantité de sang qui s'écoule des incisions pratiquées dans le débridement des phlegmons diffus. Si l'on ne surveille pas cet écoulement il dégénère facilement en une véritable hémorrhagie. Les observations sont nombreuses de ces faits; nous en avons nous-même recueilli plusieurs où l'hémorrhagie mit le malade dans un état d'anémie peu favorable pour supporter la longue suppuration du phlegmon, et pour résister aux accidents septicémiques qui sont plus menaçants que jamais dans ces circonstances.

Nous trouvons très-nettement notés dans Sabatier (*Prolégomen*, par Bégin et Sanson) les dangers de ces hémorrhagies dans les tissus enflammés et les difficultés de l'hémostase dans ces conditions (1) : « Ce qu'il faut faire pour remédier aux hémorrhagies consécutives quand les ligatures sont appliquées sur des tissus *enflammés.*

« Le tissu cellulaire est alors altéré par l'inflammation et par les liquides que l'irritation a appelés dans les vaisseaux; il a perdu la flexibilité qui lui permettait de céder sans se rompre; il est devenu épais, dense, lardacé; il est éminemment *sécable*, ainsi que le dit M. Dupuytren, c'est-à-dire éminemment susceptible d'être divisé par la pression et se couperait infailliblement, sans opposer la moindre résistance, sous l'action de la ligature. D'ailleurs, à cette époque, les tuniques des vaisseaux sont adhérentes aux parties voisines et il est impossible de les saisir et de les attirer au dehors; elles partagent la friabilité du tissu cellulaire, et on les déchirerait avec des pinces plutôt que de les faire saillir au delà de la plaie. »

Aussi, dans ces cas, s'il s'agit d'une grosse artère, Bégin et Sanson conseillent de découvrir le tronc au-dessus de la plaie, pour lier dans des tissus sains. « C'est (p. 130) parce qu'on porte les ligatures destinées à arrêter les hémorrhagies consécutives sur les tissus enflammés qu'elles sont si souvent inefficaces; elles divisent rapidement les tissus ainsi que les parois de l'artère et le sang reparaît jusqu'à ce que, mieux instruit et plus prudent, le chirurgien découvre une portion saine des vaisseaux et la lie. On ne saurait trop insister sur ce précepte. »

(1) Sabatier. Médec. opér., 1832. Proleg., p. 129.

Nous rappellerons seulement deux cas qui sont absolument classiques et que l'on trouve cités dans le Compendium de chirurgie (1) : Lawrence ayant fait une longue incision suivant l'axe de l'avant-bras, sans dépasser en profondeur l'aponévrose d'enveloppe, l'écoulement du sang se prolongea pendant trois quarts d'heure, au bout duquel temps le malade éprouva une syncope mortelle ; il y avait plus de vingt onces de sang rassemblés dans le plat qui était sous le membre.

L'un de nous, M. Bérard, a vu succomber un malade dans les mêmes circonstances. Un des médecins de l'hôpital Saint-Antoine l'avait fait appeler pour examiner l'avant-bras d'un malade placé dans ses salles. Il y avait un phlegmon diffus et M. Bérard fit des incisions convenables. L'avant-bras fut mis dans un bain d'eau de guimauve, et le malade laissé à la surveillance d'un infirmier. Ce dernier s'étant éloigné, ne revint qu'assez longtemps après ; mais, en son absence, le sang avait abondamment coulé dans l'eau du bain et l'hémorrhagie avait été mortelle. La dissection minutieuse qui fut faite des parties blessées ne fit reconnaître d'autre lésion que celle d'une veine sous-cutanée, l'aponévrose d'enveloppe n'était nullement intéressée.

Nous croyons inutile d'insister davantage sur ces accidents; nous ne pouvons mieux faire, en terminant, que de donner les règles de conduite que M. Verneuil expose à ce sujet et que nous avons recueillies dans une clinique inédite (2).

Après une longue expérience, M. Verneuil en est

(1) Clinique inédite, 26 mai 1376.
(2) Compendium de chirurgie, t. I, p. 219.

arrivé à être très-sobre des larges et nombreuses incisions dans les phlegmons diffus. Il a remarqué que, souvent, une *seule* incision, *petite*, de 3 à 4 cent., suffisait pour faire tomber les phénomènes inflammatoires aussi sûrement que les larges et nombreuses balafres que l'on a l'habitude de pratiquer libéralement. L'important est que cette incision unique et petite porte au bon endroit, soit le point où le pus est déjà formé, point que l'on doit rechercher avec le plus grand soin, soit le point d'où est parti le phlegmon diffus, par exemple la bourse rétro-olécrânienne dans l'immense majorité des phlegmons du bras. Dans cette pratique, il se fonde sur les résultats merveilleux obtenus dans le phlegmon de la main par la simple incision du point primitivement envahi, en général une des bourses séreuses de la paume de la main. Cette incision suffit pour faire tomber tous les accidents inflammatoires si graves, locaux et généraux. Les accidents des incisions dans les phlegmons diffus sont : 1° la gangrène ; 2° les hémorrhagies.

1° *Gangrène*. Il n'est pas rare, le lendemain d'une grande incision, de trouver les bords de la plaie sphacélés. Si on a pratiqué plusieurs incisions parallèles, on peut voir se sphacéler le pont de peau intermédiaire ; c'est un accident qui n'est pas très-rare, à la jambe, au pied.

On a l'habitude de mettre cette gangrène sur le compte du phlegmon et non de l'incision ; pour M. Verneuil, c'est cette dernière qu'il faut souvent incriminer.

2° *Hémorrhagie*. Elle est souvent grave. Cette ischémie locale peut aussi être cause de la gangrène dans les tissus voisins que le phlegmon vient déjà de mettre entre la vie et la mort. En outre, toute perte de sang est défavorable chez des sujets porteurs de lésions septiques, comme le sont en général les phlegmons diffus.

L'hémorrhagie a lieu par des artères de petit calibre, dont la blessure est sans gravité en temps ordinaire, mais dont la lumière reste béante dans les tissus indurés et enflammés. Elle se fait également par les veines qui, dans les tissus à cet état, simulent de véritables sinus, avec paroi adhérente et ne s'affaissant pas, et dont le calibre laisse couler le sang indéfiniment.

La ligature dans ces plaies est très-difficile ; les tissus indurés ne permettant pas d'isoler les artérioles: souvent, celles-ci se déchirent ou se coupent sous le fil; le tamponnement est dangereux; il ferme l'incision qui avait pour but de donner écoulemeut au pus et il joue le rôle de corps étranger.

Dans ce cas, la forcipressure est un des meilleurs moyens d'hémostase.

Quand il s'agit d'incisions faites sur des membres variqueux, comme dans les phlegmons des membres inférieurs, le danger est bien plus grand encore : si les veines variqueuses ne sont pas thrombosées, l'hémorrhagie peut être redoutable ; si elles sont remplies par un coagulum, sous l'influence de l'air, du pus, ce caillot peut s'enflammer, se ramollir, se putréfier, se désagréger et produire tous les accidents des embolies soit bénignes, soit malignes.

B. *Accidents nerveux.*

Toute plaie enflammée, toute solution de continuité en voie de réparation est fatalement le siége d'une hyperesthésie naturelle qui semble même indispensable à la bonne évolution du processus réparateur. Que cette exagération de la sensibilité soit due au gonflement des lèvres ou du fond de la plaie, ou à la compression exercée par ce gonflement sur les extrémités nerveuses, qu'elle soit le fait de la distension des parties par l'accumulation purulente rapide dans un tissu, qu'elle soit due au contraire à un état spécial de la moelle épinière au point où se rendent les nerfs de la région enflammée, quoi qu'il en soit de l'explication, le fait existe, évident et facile à constater.

Nous dirons plus ; cette hyperesthésie normale des solutions de continuité semble un fait nécessaire dans le cas de disjonction des éléments anatomiques et, chez un blessé ne présentant pas de lésions locales capables d'expliquer l'analgésie, l'absence de douleur doit imposer un pronostic prudent. C'est un fait d'observation fréquente chez les alcooliques et M. Verneuil a souvent attiré l'attention sur ce sujet. Il ne faudrait cependant pas généraliser le fait et nous verrons justement plus tard, en traitant des blessures atteignant des tissus analgésiés, que, dans ces cas, l'évolution de la plaie peut être absolument normale. L'excès de la douleur en plus ou en moins peut aussi tenir, en dehors de toute affection locale ou maladie générale, à une susceptibilité ou à une tolérance individuelles qui sont l'une et l'autre sans influence sur la marche de la lésion.

Mais si les éléments de la plaie elle-même recèlent une cause d'irritation ou deviennent le siége d'un traumatisme capable d'exagérer cette hyperesthésie normale, nul doute que des accidents n'en puissent être la conséquence.

Certes, ils ont dû être observés (1), et il n'est guère possible qu'on n'ait pas noté l'explosion d'accidents nerveux, à la suite d'un traumatisme portant sur un tissu enflammé; mais les faits n'ont pas été recueillis à ce point de vue, et il nous faut arriver tout à fait à ces dernières années pour trouver établi le rapport entre les accidents et le traumatisme. C'est à notre ancien collègue et ami, le Dr A. Blain (d'Épernay), que sont dues les observations les plus nettes tendant à établir ce rapport.

Le Mémoire de Blain, communiqué à la Société de chirurgie, fut le sujet d'un important rapport de M. Verneuil, auquel nous ferons de larges emprunts (2). Nous rapporterons en les résumant les faits de ce Mémoire, ceux que nous avons pu recueillir nous-même, et, de leur analyse, nous chercherons à élucider la nature des accidents et leur mode de production.

Obs. I. (Résumé). — Blessure du pied gauche par un obus ; 13 jours après l'accident, état meilleur, plaie détergée, bourgeonnante ne présentant qu'une eschare au niveau d'une ligature qui tenait encore. Une légère traction suffit pour arracher le fil ; néanmoins le blessé accuse sur-le-champ une douleur très-violente qu'on ne peut expliquer qu'en supposant un tiraillement du nerf tibial par la pince à pansement. Le lendemain, début du tétanos. Mort.

(1) La douleur des plaies pratiquées dans les parties enflammées est très-vive ; c'est ce qui fait le danger de certaines opérations pratiquées en deux temps, des ébranlements imprimés à un séquestre, etc. (Bérard. Dict. en 30 vol. Plaies).

(2) Séance de la Société de chirurgie, 10 juin 1874.

Obs. II. — Blessure par un éclat d'obus à la partie antéro-interne de la cuisse, le fond de la plaie reposant sur la gaîne des vaisseaux fémoraux. Huit jours après, la plaie est couverte de bourgeons, sauf en un point profond où une eschare grisâtre flottait dans le pus. Cette eschare fut saisie avec des pinces et extraite; si légère qu'ait été la traction, elle provoqua une douleur très-aiguë qui fut attribuée vraisemblablement à un tiraillement du nerf saphène interne en rapport en ce point avec l'artère fémorale denudée.

Le lendemain. *contracture des adducteurs;* invasion des douleurs dans le dos et la nuque ; au bout de 2 jours, mort du tétanos.

Obs. III. — Amputation sus-malléolaire pour une plaie d'obus Le lendemain, gangrène de la manchette ; 3 jours après, pour débarrasser le malade de l'odeur gangrèneuse, on voulut exciser la plus grande partie de l'eschare, mais trompé par l'aspect de la peau au niveau du nerf saphène interne, on alla avec les ciseaax jusqu'aux os. Le malade accuse une douleur plus intense qu'on aurait pu le supposer et qui se prolongea quelques heures.-Le lendemain, début du tétanos; 24 heures après, mort par asphyxie.

Obs. IV. — Fracture par obus de la clavicule gauche à sa partie moyenne. Huit jours plus tard, suppuration abondante avec esquilles à peine adhérentes au périoste. Les deux premières sont enlevées sans douleur; mais lorsqu'on attire la troisième qui n'était pourtant ni plus volumineuse ni plus adhérente, le blessé accuse une très-grande souffrance. Peut-être cette esquille était-elle en rapport avec quelque filet du plexus cervical ou même traversée par l'un d'eux. Le lendemain dysphagie, puis symptômes de plus en plus accusés de tétanos qui furent conjurés par le chloral administré à haute dose.

Obs. V. — (1) (Extraits). Plaie de la main par écrasement, gangrène de l'annulaire. Tétanos au 4e jour. Bromure de potassium et névrotomie. Mort. Autopsie.

Il s'agit d'un homme de 25 ans entré à l'Hôtel-Dieu de Lyon dans le service de M. Ollivier pour un écrasement de l'annulaire de la main droite, au niveau de la première phalange, à la partie moyenne. L'accident avait eu lieu 5 jours avant l'admission du malade à l'hô-

(1) Notes et observations sur le tétanos traumatique, par A. Cartaz, interne des hôpitaux. (In Progrès médical, 1875).

pital; deux jours après, le doigt prenait une couleur violacée, se racornissait, suivant l'expression du malade, et devenait complètement insensible.

A son entrée, on constate une gangrène sèche de l'annulaire. Pas de douleurs dans la plaie ; l'os est cependant broyé et le doigt ne tient plus que par quelques lambeaux de tissu.

Le 18 août. M. Ollier enlève le doigt mortifié et résèque l'extrémité de la 1re phalange. Juleps Diacodé.

Le 21. Ce matin raideur du cou ; expression particulière légèrement sardonique sur le visage du malade. Trismus permettant encore un écartement des mâchoires de 0,02 c. Pas de douleurs dans la plaie ni le long du bras. Pas de secousses convulsives dans les membres supérieurs. La flexion et l'extension se font facilement et sans douleur. Le malade dit que depuis un jour il avait une légère difficulté pour manger ; mais elle l'incommodait si peu qu'il ne s'en était pas plaint. P. 112; T. R. 38°2. On institue comme traitement des sudations abondantes et le bromure de potassium (10 gr. par jour). Des interrogations précises apprennent que le malade *a eu depuis le jour de l'opération jusqu'au soir du* 19, de légers picotements parfois douloureux le long du *bord interne* de l'avant-bras sans jamais dépasser le coude.

Malgré le traitement par le bromure de potassium à haute dose, malgré la section des nerfs cubital, médian et radial, le malade succombe le 23 août, 5 jours après l'opération.

L'autopsie montra qu'un des rameaux du cubital (face dorsale) plonge au milieu de la plaie du doigt.

Obs. VI. — Tétanos survenu à la suite d'une plaie contuse, par écrasement des trois doigts externes de la main droite. (Résumé. In. Thèse de Gaillardon, Montpellier, 1868, n° 84, p. 95.)

Pendant les 15 premiers jours qui suivirent l'accident, rien de particulier, si ce n'est une vive douleur au niveau des points blessés.

L'enlèvement des petits plumasseaux étaient douloureux, malgré la précaution d'humecter les pièces de pansement avec une éponge imbibée d'eau tiède. La malade expimait sa douleur d'une manière bien vive, au point de pleurer abondamment. *Elle poussait des cris* pendant que l'on détachait des plaies quelques brins de charpie et cependant rien ne démontrait dans ces parties la moindre inflammation: ainsi, la douleur devait tenir à l'état des nerfs intéressés dans la plaie.

Le 16 nov., 15 jours après l'accident, gêne de la déglutition ; puis trismus et tétanos confirmé, qui revêtit une forme lente et fut guéri par les inhalations répétées d'éther.

Obs. VII. — Tétanos à la suite d'une plaie de la jambe gauche, avec fracture comminutive ; convulsions par l'attouchement d'un bourgeon charnu de la plaie ; exposition au soleil et traitement tonique. Guérison (1) (Résumé).

Homme entré dans le service de M. Lannelongue, pour une vaste plaie de la jambe par éclat d'obus, avec fracture esquilleuse du péroné et du tibia. Conservation du membre, irrigation continue.

Vers le quinzième jour de la blessure, spasmes douloureux et convulsifs dans le membre blessé, et le lendemain apparition du trismus.

La plaie était recouverte de bourgeons de bon aspect et présentait deux esquilles libres qui furent retirées facilement.

Trois jours après le début des accidents tétaniques, en examinant la plaie et en recherchant la sensibilité propre à la surface de cette plaie, M. Lannelongue reconnut qu'il existait une surface grande comme une pièce de 1 franc, qu'il suffisait de toucher légèrement avec le doigt ou avec une éponge pour donner lieu à une attaque convulsive générale qui présentait un caractère particulier ; la convulsion analogue apparaissait dans l'autre membre et se généralisait ensuite au tronc et aux membres supérieurs.

En poursuivant ces investigations, il fut bientôt permis de reconnaître qu'il n'existait qu'un point de cette surface couverte de bourgeons charnus, qui donnât lieu à ces convulsions. Ce point correspondait à un bourgeon charnu *unique*, de la dimension d'une lentille environ. Avec un pinceau de blaireau, très-fin, il suffisait d'effleurer ce bourgeon pour produire un état convulsif. L'expérience fut faite plusieurs fois en présence de MM. Cornil et Lancereaux, et on dut la cesser, parce que chacune de ces attaques s'accompagnait de douleurs telles que le malade demandait grâce.

Le lendemain, l'expérience fut reprise, aussi concluante que la veille. Chaque convulsion constituait un accès formidable et très-douloureux et, chose singulière, l'attouchement le plus léger de ce

(1) Leclerc. Tétanos traumatique. Th. Paris, 1872, p. 31.

bourgeon produisait ces convulsions, tandis qu'une pression assez intense exercée avec le doigt ne déterminait rien. Ce bourgeon ne correspondait d'ailleurs à aucune induration des parties situées au-dessous de lui : ces parties étaient molles au toucher et l'on n'y sentait aucun fragment d'os.

M. Lannelongue excisa ce bourgeon en enlevant avec lui une zone de plaie d'environ 1 centimètre en surface et en profondeur.

L'examen du bourgeon fait par M. Cornil y démontra un petit renflement nerveux terminal qui n'existait pas dans les autres bourgeons.

Le lendemain, ni le pinceau ni le doigt ne déterminèrent de convulsion.

Le tétanos avait une forme lente qu'il conserva, après l'opération, pendant une vingtaine de jours et le malade guérit.

Obs. VIII (1). — Femme de 50 ans, atteinte d'entorse tibio-tarsienne.

Huit jours après l'accident, la malade s'étant levée, à la suite d'un mouvement brusque imprimé à son pied, survinrent des crampes violentes qui s'étendirent rapidement du pied à tout le corps, et produisirent, à la suite de contractions successives le trismus et les autres symptômes du tétanos.

Forme lente. Guérison.

Obs. IX (2). — Il s'agit d'une fillette de très-mauvaise constitution. Il y a une semaine, en revenant de la campagne, elle fut prise d'un gonflement de la région sus-hyoïdienne avec soulèvement du plancher buccal et gonflement de la langue. Le médecin ordinaire fit appliquer de l'onguent napolitain ; état général grave. Le 28 juin, M. Verneuil fut appelé ; il diagnostiqua un abcès sous-périostique gangréneux de la face postérieure de la mâchoire inférieure. Incision sur la ligne médiane. Ecoulement de sérosité rougeâtre avec peu de pus, odeur fétide ; le doigt introduit dans le foyer allait d'un côté jusqu'à l'oreille, de l'autre jusqu'à l'angle de la mâchoire. *Deux heures après, la malade était morte;* les débridements, faits avec le doigt, avaient ouvert des vaisseaux et déterminé une absorption très-rapide de matière excessivement pu-

(1) Agut. Tétanos traumatique. Th. Paris, 1872, p. 20.
(2) Thèse de Loison, p. 43. Obs. XLVII.

tride. La mort eut lieu avec des syncopes, des étouffements par septicémie suraiguë. (?)

Obs. X (1). — Abcès du pouce ouvert avec la lancette. Mort rapide.

Un homme, en travaillant, fit entrer dans son pouce un éclat de bois qu'il retira immédiatement. Dans la nuit du jour suivant, le pouce était douloureux, il l'enveloppa d'un cataplasme ; le troisième jour, le pouce était enflammé et douloureux. M John Kent fut appelé.

Le quatrième jour, l'inflammation s'était étendue à la main et aux doigts.

Le cinquième jour, il paraît une tumeur au poignet, au-dessus du ligament annulaire du carpe ; la fièvre d'irritation était intense, et le malade fut obligé de garder le lit.

Le sixième jour, M. Kent me pria de voir cet homme qui avait eu le délire toute la nuit. Le bras et le corps du malade étaient le siége de mouvements convulsifs très-violents. En palpant le pouce, je découvris de la fluctuation dans la gaîne des tendons ; je donnai un coup de lancette dans l'extrémité du pouce, il sortit une grande quantité de pus. Comme je m'éloignais du lit, avec l'espoir que cette évacuation le soulagerait, j'entendis du bruit, et, en me retournant, je vis le malade *en proie à un accès de convulsion, il se leva sur son lit, retomba et mourut.*

Quelle est la nature de ces accidents ? Quelle est leur pathogénie ? Pouvons-nous les prévoir ? Pouvons-nous les éviter ?

La nature des accidents n'est pas difficile à déterminer ; dans 8 des cas que nous avons rapportés, on eut affaire aux symptômes les plus nets du tétanos avec terminaison par la mort dans 4 cas, et par guérison dans 4 autres.

Dans les deux derniers faits que nous avons rapportés,

(1) A. Cooper. Œuvres chirurgicales complètes, p. 59, obs. LXXXV.

la mort fut la conséquence du traumatisme, immédiate dans l'observation X, survenue deux heures après dans l'observation IX.

Dans le premier cas, la mort fut subite, au milieu d'accidents convulsifs ; dans le deuxième, elle succéda à des syncopes, à des étouffements. En effet, cette observation, qui est donnée dans la thèse de M. Loison, comme un exemple de mort très-rapide par septicémie suraiguë, à la suite de l'ouverture d'un foyer purulent, nous paraît bien plutôt devoir être rapprochée des faits que nous traitons maintenant. Nous ne sachions pas que la septicémie puisse amener la mort en un temps aussi court, et dans les cas cités par M. Maisonneuve (1), dans lesquels les veines contenaient des gaz, et où par conséquent le sang était en contact aussi intime que possible avec les matières septiques, nulle part cette terminaison rapide n'est signalée.

Dans 4 cas de tétanos, la forme des accidents fut lente et la guérison s'ensuivit. Faut-il attribuer cette heureuse terminaison à la thérapeutique, comme M. Verneuil incline à le croire, dans l'observation IV de M. Blain, ou faut-il penser que dans les autres cas la violence ne s'étant pas reproduite, la moelle ne fut que peu impressionnée et la réaction symptomatique ne fut que faible ? Nous appelons particulièrement l'attention sur l'observation de M. Lannelongue, où l'on pouvait faire naître des attaques à volonté et où sans doute la mort aurait été la conséquence de ces poussées successives, si une heureuse intervention chirurgicale n'était venue en détruire la cause.

(1) Académie de médecine, 13 septembre 1853.

Dans tous les cas de tétanos ainsi provoqués, les conditions sont à peu-près les mêmes : dans presque tous, il s'agit de plaies à une période assez rapprochée du début ; une fois 13 jours, deux fois 4 jours, trois fois 8 jours, deux fois 15 jours après l'accident.

Dans les deux cas de mort subite, le début remontait une fois au 6e jour (obs. de Cooper), une autre fois vers le 12e jour, d'après les détails peu circonstanciés de l'observation.

Cinq fois, la plaie, produite par des armes à feu, était compliquée de fracture, de la présence d'esquilles et de la gangrène ordinaire dans ces sortes de traumatismes.

Deux fois, elle avait été produite par écrasement ; une fois, il n'y avait pas de plaie ; la lésion était sous-cutanée ; il s'agissait d'une entorse tibio-tarsienne.

Dans les deux cas de mort subite, l'inflammation siégeait une fois dans le pouce, l'autre fois dans le maxillaire inférieur ; dans les deux cas il existait un foyer purulent dont la formation s'était accompagnée d'accidents généraux graves, de prostration (obs. IX), de spasmes et d'accidents convulsifs (obs. X).

Pour un certain nombre de ces faits, la pathogénie ne saurait être douteuse. M. Blain, dans ses observations, a pris soin de mentionner que deux fois le traumatisme eut lieu dans le voisinage du nerf saphène interne, qu'une fois le nerf tibial antérieur fut probablement tiraillé ; dans le dernier cas, il ne peut, faute de preuve, que supposer la blessure d'un filet du plexus cervical.

Mais pour qui se rappelle la richesse des ramifications du plexus cervical autour de la région claviculaire, cette hypothèse n'a rien d'inadmissible. Enfin, les autres traumatismes ont porté sur des points extrêmement riches en nerfs sensitifs, tels que la peau des doigts, les ligaments d'une articulation (Sappey), enfin la région hyoïdienne. .

C'est donc la blessure des nerfs, mais des nerfs *enflammés* dans la plaie qu'il faut invoquer probablement, et il est regrettable que les recherches n'aient pas porté sur ce détail anatomique; mais nous en tenons pour ainsi dire la preuve dans l'observation de M. Lannelongue, où l'examen microscopique fait par M. Cornil du bourgeon tétanigène démontra un petit renflement nerveux terminal qui n'existait pas dans les autres bourgeons. Or, si nous nous en rapportons à nos connaissances sur la blessure des nerfs *sains*, où nous ne voyons jamais les accidents tétaniques apparaître au moment même du traumatisme, il faut bien admettre que dans tous ces cas le nerf présentait un certain degré d'inflammation ou tout au moins d'irritation, comme c'est le fait ordinaire dans les plaies de quelque durée.

Quant à la mort subite, elle nous paraît devoir être, faute de mieux, attribuée à un acte réflexe et rentrer dans ces cas fréquents bien démontrés aujourd'hui par la physiologie expérimentale et la pathologie, où un traumatisme portant sur un point du corps et spécialement sur un point malade, provoque la mort subite par action réflexe.

Ici se placerait tout naturellement l'histoire des accidents survenant à la suite de blessures pratiquées dans les cavités séreuses enflammées, accidents offrant la plus grande analogie avec certains des faits que j'ai rapportés et reconnaissant sans doute le même mécanisme. Je n'aurai rien à ajouter aux savantes discussions dont ces faits intéressants ont été l'objet à la Société médicale des hôpitaux et à la très-bonne critique que leur a consacrée mon excellent ami A. Sevestre, chef de clinique de la Faculté.

Je ne puis qu'y renvoyer le lecteur (1).

Nous terminerons ce chapitre par les réflexions suggérées à M. Verneuil par le mémoire de M. Blain, dont il était rapporteur, et dans lesquelles on trouvera à la fois exposées magistralement la pathogénie et la prophylaxie de ces accidents.

M. Blain ajoute à son récit les réflexions suivantes : « La douleur, au moment du détachement artificiel, peut se produire dans toutes les plaies. Elle résulte du *tiraillement* des nerfs, ce qui justifie le précepte, dans les amputations au moins, de reséquer les nerfs le plus haut possible, de façon à éviter toute irritation dans les pansements. S'il y a eschare au voisinage d'un nerf, il est préférable de la laisser se détacher spontanément. La douleur indique un travail irritatif du côté de la moelle, qui peut bientôt donner lieu à des décharges convulsives. »

Après un brillant examen de nos connaissances sur le tétanos, de sa pathogénie, des moyens de traitement plus ou moins efficaces que nous avons à lui opposer, M. Verneuil, revenant à l'examen des faits en question, continue ainsi : « Ces faits nous montrent avec la der-

(1) Société médicale des hôpitaux, juin, juillet, octobre, novembre, 1875.

De Valicourt. Thèse de Paris, 1875.

Sevestre. Progrès médical, juin 1876.

nière évidence que l'irritation artificielle d'une plaie en voie de *cicatrisation* peut devenir la cause occasionnelle d'une attaque de tétanos et que l'imminence est grande, surtout si cette irritation a été suivie immédiatement d'une douleur présentant certains caractères.

« Quatre fois, en effet, nous trouvons réunies avec une régularité remarquable des circonstances presque identiques : quatre plaies de guerre, c'est-à-dire contuses par excellence, en état de détersion avancée mais imparfaite, renfermant des parties mortifiées, sont soumises à des manœuvres chirurgicales sans importance, mais qui, portant sur des nerfs sensitifs, provoquent instantanément une douleur intense, inattendue, hors de proportion avec la violence exercée ; quatre fois, cette petite cause est suivie d'un grand effet, à savoir, du développement, le jour suivant, d'un tétanos à marche rapide, qui tue 2 des blessés en deux jours, et qui aurait sans doute enlevé le 3e sans le secours d'une thérapeutique prudemment préventive instituée par le chirurgien.

« Ces faits portent avec eux un enseignement et sont comme une révélation ; à tout moment, nous imposons sans scrupule à nos blessés des douleurs plus ou moins nécessaires ; dans le but de simplifier les plaies, nous exécutons dans leurs foyers de petites manœuvres chirurgicales que nous croyons tout à fait innocentes ; nous n'hésitons pas enfin par nos explorations et dans nos pansements à *blesser* les *blessures*. S'il survient, par aventure, quelque complication, nous invoquons le milieu, la constitution du blessé, une imprudence qu'il a commise, un écart de régime, une variation météorologique, que sais-je enfin ? Mais nous ne songeons guère à nous accuser et à nous rendre responsables. Et pourtant combien de fois nous le sommes en réalité !

« En aucun moment peut-être il n'est plus nécessaire de proclamer une vérité trop méconnue, c'est que dans un grand nombre de cas les complications traumatiques ont leur origine dans des manœuvres intempestives exercées à la surface des plaies. »

M. Verneuil rappelle à ce propos sa communication de l'année précédente sur l'érysipèle soudain, véritable auto-inoculation produite par la blessure des plaies en suppuration.

« ...Le travail de M. Blain grossit ce martyrologe d'une unité nouvelle, et nous montre qu'en tiraillant un nerf en voie de réparation, nous pouvons faire naître un tétanos à marche suraiguë.

« Les faits de M. Blain inspirent d'emblée une remarque qui ne vous a pas échappé : dans les 4 cas, le tiraillement a si vivement excité la moelle que le tétanos a surgi le lendemain, prenant tout aussitôt la marche la plus rapide. Au contraire, une notable lenteur dans l'évolution se montre communément, non-seulement dans le tétanos spontané, où nulle violence n'a existé, mais aussi en cas de blessures petites, peu graves, et soustraites à toute action chirurgicale. D'où résulterait l'indication formelle de respecter le plus possible les plaies qui, à d'autres égards, se trouvent si bien du repos absolu. »

C. *Accidents septiques.*

Nous allons aborder maintenant l'étude d'accidents beaucoup plus fréquents succédant à la blessure de tissus enflammés. On nous permettra de nous appesantir beaucoup moins sur cette étude que sur les faits qui précèdent, car la connaissance des ces accidents nous paraît maintenant très-vulgarisée. Un certain nombre de travaux ont paru sur cette matière ; un grand nombre d'observations ont été publiées ; elles ont toutes entre elles une parfaite similitude, et il n'y aurait qu'un intérêt médiocre à les rapporter de nouveau ici.

En dépouillant les travaux plus anciens sur la lymphangite, l'érysipèle, la septicémie, la *pyohémie*, il n'est pas difficile de retrouver un grand nombre de cas où le traumatisme est noté sans qu'on ait songé à établir de relation entre ce traumatisme et l'explosion des accidents.

Pour la première fois, en 1872, M. Verneuil, à la Société de chirurgie, appela l'attention (1) sur une variété d'erysipèle traumatique ayant une pathogénie spéciale. La question en resta là ; des faits nouveaux furent recueillis et en 1874, M. Dehenne, élève du Val-de-Grâce, fit paraître dans le *Progrès médical* une note *sur une cause peu connue* de l'erysipèle. On y trouve exposées les idées de M. Verneuil à ce sujet et des observations prises dans son service.

Plus tard (2), un autre élève du même maître, M. Loi-

(1) Séance du 24 avril 1872.
(2) Loison. Th. de 1872.

son, publia sa thèse sur les *blessures des foyers pathologiques purulents*. Enfin on trouve un mot à ce sujet à propos de l'étiologie de la lymphangite à l'article *Lymphangite* du *Dictionnaire de médecine et de chirurgie pratiques* (1).

Billroth (2) avait aussi très-nettement observé ces accidents des plaies, et parmi les causes d'inflammation secondaire des plaies suppurantes en voie de guérison et autour d'elles et des complications qui peuvent survenir à cette époque, il cite, après la congestion vive et le refroidissement local ou général, *l'irritation mécanique* de la plaie. Il accuse les pansements irrationnels, l'introduction fréquente du stylet et autres manœuvres analogues qui font de nouveau saigner la plaie et détruisent mécaniquement les bourgeons charnus. Il admet une influence analogue pour les corps étrangers.

Enfin, dans une thèse toute récente, notre collègue et ami M. Maunoury, dans un chapitre qu'il intitule : *De la fièvre primitive consécutive au traumatisme des tissus altérés*, insiste encore sur ces accidents.

Comme on le voit d'après ce court historique, depuis le peu de temps qui nous sépare de sa naissance, cette question a été déjà fouillée, creusée, et il reste peu de chose actuellement à y refaire. Nous ne pouvons que résumer et condenser les travaux des différents auteurs qui nous ont précédé dans cette voie.

Les conditions communes et nécessaires pour la production de ces divers accidents sont au nombre de deux : 1° d'une part la présence d'un foyer contenant des ma-

(1) Le Dentu Nouv. Dict. T. XXI. 1875.

(2) Pathologie chirurgicale, 1868.

tières septiques ; 2° l'intervention d'un traumatisme qui *blesse* un des éléments de la *paroi* du foyer.

Il résulte de ces faits que ces accidents 1° ne surviennent pas dans les solutions de continuité tout à fait récentes et où des produits septiques ne sont pas encore développés (24 h. au minimum, plus vite dans les cas d'attrition) ; 2° qu'ils peuvent trouver leur origine dans des foyers anciens ou récents ; 3° que ces foyers ne sont sont pas forcément de nature inflammatoire ; 4° que toute cause qui permet l'inoculation des matières septiques peut en être le point de départ. Mais comme, d'une part, ces complications ne sont jamais plus fréquentes que dans les foyers inflammatoires anciens ou récents, comme, d'autre part, le traumatisme accidentel ou chirurgical en est la cause ordinaire, nous avons cru, à juste titre, devoir les faire rentrer dans l'étude que nous poursuivons.

5° Qu'ils ne sont pas nécessairement fatals, puisque nous connaissons la possibilité d'un foyer purulent non septique et l'innocuité de la matière purulente dans ces conditions (Verneuil 1871).

Les accidents qui surviennent dans ces conditions sont au nombre de quatre ; degrés différents d'une même infection, ils semblent tous relever de l'inoculation septique. Ce sont l'érysipèle, la lymphangite, la septicémie aiguë, la pyohémie.

1° *Erysipèle.* L'érysipèle qui succède à la blessure d'un foyer inflammatoire septique a reçu de M. Verneuil le nom d'*érysipèle soudain* ou *érysipèle* par *auto-inoculation.*

Qu'est-ce que l'*érysipèle soudain* ? C'est celui qui se développe presque subitement en l'espace de quelques heures autour d'une plaie suppurante à la suite d'un traumatisme souvent insignifiant (Dehenne).

A peine l'irritation a-t-elle été produite, qu'en l'espace de quelques heures, le malade qui, jusqu'alors, se trouvait dans un état de santé satisfaisant, commence à se plaindre. Un frisson survient; la fièvre s'allume, la température s'élève tout à coup aux environs de 40°; la maladie est constituée (Dehenne). La gravité et la rapidité des accidents ne permettent pas de mettre en doute l'introduction de matières septiques dans les voies circulatoires et l'influence du traumatisme sur cette introduction. Nous mentionnons, en les résumant beaucoup, les faits d'érysipèle soudain qui sont contenus dans le travail que nous citons.

Obs. I. — Jeune garçon de 13 ans, atteint d'ostéite épiphysaire aiguë, avec abcès sous-périostiques du tibia.

Le 2 décembre, neuf jours après l'ouverture des abcès, la température axillaire étant à 37°, le pouls à 72, un drain est changé avec la plus extrême facilité et sans la moindre douleur. Trois ou quatre gouttes de sang s'écoulèrent à peine. A trois heures après midi, rougeur, douleur; température axillaire, 38°4. A huit heures, 39°5. A partir de ce moment, l'érysipèle ne fut plus douteux.

Obs. II. — Ecrasement de la dernière phalange du gros orteil. Application d'une ligature élastique pour sectionner un petit pont de peau entre deux orifices fistuleux.

A deux heures du matin, violent frisson; à huit heures, température axillaire, 39°5. Etat adynamique. Rougeur érysipélateuse partant du gros orteil.

Obs. III. — Résection partielle du maxillaire inférieur pour un épithélioma. Au cinquième jour après l'opération, ablation des sutures métalliques. Le soir même, frisson violent, fièvre intense. Le lendemain matin, érysipèle partant de la ligne de réunion.

Obs. IV. — Ablation d'un épithélioma de la cloison des fosses nasales. Cinq jours après l'opération, on enlève les points de suture. Dès le soir, frisson, fièvre, délire. Le lendemain matin, érysipèle du nez.

Obs. V. — Pseudarthrose du coude avec trajets fistuleux consécutive à une résection. En remplaçant l'appareil plâtré, on imprime quelques mouvements au membre, et les orifices fistuleux donnent issue à quelques gouttes de sang. Le soir même, grand frisson. Le lendemain, érysipèle partant du coude. Il n'y avait, à ce moment, aucun érysipèle dans la salle.

Obs. VI. — Phlegmon sous-maxillaire donnant issue à du pus sanieux, et traité par le drainage. Le douzième jour, on enlève le drain. Frisson dans la nuit, le matin température axillaire 40°. Le surlendemain, érysipèle de la face.

Obs. VII. — Fistulette à l'anus. Opération le 23 mai dans l'après-midi.

Le 24. Céphalalgie, nausées, fièvre.

Le lendemain érysipèle de la fesse. (L'opération était faite à la campagne au grand air.)

Obs. VIII. — Ostésite scrofuleuse de l'os malaire avec ectropion. Suture de la moitié externe des paupières. Passage d'un drain dans le foyer de suppuration. Le soir même, fièvre. Le lendemain érisipèle violent de la face, qui mit les jours de la malade en danger.

2° *Lymphangite.* — Son mécanisme est le même, son mode d'apparition a lieu avec la même brusquerie.

Nous n'avons rien à ajouter sur les conditions de sa production ; elles nous paraissent être absolument celles de l'érysipèle soudain. Même, pour Billroth, ces inflammations secondaires débuteraient toujours par des lymphangites ; car, d'après cet auteur, les substances septiques ne peuvent être résorbées que par les vaisseaux lymphatiques. Pour lui, la preuve que c'est bien la violence extérieure qui fait entrer la matière septique par inoculation dans l'économie, c'est qu'auparavant cette matière était en contact avec les bourgeons charnus sans qu'il en résultât le moindre inconvénient. Sur la limite de la néoplasie inflammatoire, les vaisseaux lymphatiques sont oblitérés ; sur la surface à granulations, il n'y a pas de lymphatiques ouverts. C'est la violence qui les ouvre.

Nous ne sommes pas aussi exclusif que Billroth sur l'introduction *unique* de la substance septique par les lymphatiques ; nous croyons que la porte d'entrée peut se faire aussi par les veines, comme nous en rapportons un exemple plus bas.

Quoi qu'il en soit, nous résumons ici : 1° un certain nombre d'exemples où la lymphangite se traduisit par ses signes caractéristiques avec des terminaisons variables ; 2° d'autres cas où la lymphangite ne put être démontrée anatomiquement, mais dans lesquels l'ensemble des lésions et des symptômes nous ont autorisé à l'admettre comme affection primitive.

Obs. X. (1). — Homme de 60 ans ; contusion du gros orteil gauche par une pierre : douleur ; épanchement dans la gaîne du tendon extenseur au niveau de l'articulation métatarso-phalangienne, petite plaie qui laisse suinter quelques gouttelettes d'un liquide séro-purulent. Etat général très-bon.

Le 7 avril, trois semaines après l'accident, à la visite du soir, M. Marcano examine à nouveau le tissu affecté ; en imprimant des mouvements à la dernière phalange, il perçoit une crépitation articulaire, et arrive jusque dans la jointure avec un stylet introduit dans le trajet fistuleux : cette exploration fait couler deux ou trois gouttes de sang.

(1) Mém. de Dehenne, obs. X, résumée.

Le lendemain matin, M. Verneuil reproduit la crépitation et confirme le diagnostic d'arthrite de la jointure interphalangienne communiquant avec l'extérieur.

Le soir, à cinq heures, violent frisson, vomissements, douleur dans l'aine gauche; tout le membre est lourd et sensible; gros orteil rouge et douloureux. La température, qui au moment du frisson était à 38°5, atteint au bout d'une heure 39°5. Nuit mauvaise, fièvre intense, sueurs profuses, agitation, délire.

Le lendemain matin, lymphangite évidente, ganglions inguinaux douloureux et tuméfiés. Température axill. 39°6.

Le malade mourut le 14 avril. L'autopsie démontra une suppuration des ganglions inguinaux lombaires et iliaques, reliés par une trainée de lymphatiques remplis de pus, un phlegmon diffus du tissu cellulaire sous-péritonéal et une péritonite purulente.

J'ai déjà insisté sur ces faits (1) dans un mémoire encore inédit ayant trait aux accidents immédiats qui suivent les opérations pratiquées sur l'extrémité inférieure du rectum, dans le cas de rétrécissement syphilitique ou cancéreux, ou même de simple fistule anale. Ces accidents se traduisent par une élévation brusque de la température avec ou sans frisson le soir même ou la nuit qui suit l'opération, par une douleur profonde dans la région périnéale et dans le petit bassin, avec irradiation douloureuse du côté des cuisses et mort rapide au milieu de symptômes adynamiques. A l'autopsie, on trouve le tissu cellulaire sous-péritonéal du petit et souvent du grand bassin infiltré d'une matière purulente, non fluide, avec propagation ou non de l'inflammation au péritoine, suivant la durée de la maladie et la résistance du malade. J'ai cru pouvoir rattacher ces accidents qui présentent le double caractère de l'inflammation et de la septicémie

(1) De la cellulite pelvienne diffuse. Mémoire présenté au concours pour la médaille d'or, 1874.

à l'introduction dans les lymphatiques des matières décomposées qui sont toujours au voisinage des foyers pathologiques du rectum : ulcérations de la muqueuse, clapiers purulents au-dessus des rétrécissements, matière sanieuse des trajets fistuleux, ou à une influence phlogogène et pyrogène résultant du mélange de ces produits avec les gaz intestinaux et les matières fécales, retenu au contact de la plaie opératoire, où les voies d'absorption viennent d'être largement ouvertes.

Et d'après l'observation que je viens de citer, bien que le contrôle anatomique m'ait manqué et que mon attention n'ait pas été attirée à ce moment sur la voie d'introduction, je crois pouvoir conclure à une lymphangite.

Il serait trop long de citer ici tous les faits de ce mémoire qui a été conçu d'après d'autres idées ; du reste, je me propose de lui faire voir bientôt le jour.

Il ne serait pas difficile du reste de trouver nombre de lymphangites développées dans ces circonstances.

3° *Septicémie et pyohémie.* — Nous n'avons rien à ajouter au point de vue de la théorie à ce que nous avons dit précédemment ; l'érysipèle, la lymphangite, la septicémie, la pyohémie ne sont sans doute que les manifestations d'un même processus : introduction septique dans divers points du torrent circulatoire. Le but que nous cherchons à atteindre est de démontrer l'influence du traumatisme, dans les tissus enflammés, sur cette introduction. Les faits sont plus concluants que tout ce que nous pourrions dire.

Obs. I (1). — *Plaie contuse du coude. — Septicémie aiguë.* — Homme de 25 ans, vigoureux, d'une très-bonne santé, a eu le coude pris le 7 novembre 1870 entre deux tampons.

Contusion très-violente du coude avec plaie. Irrigation continue. Eschare au côté externe du coude, longue de 12 centimètres, large de 3 à 4 centimètres.

Etat général excellent, point de douleur, point de fièvre. Suppuration sous l'eschare. M. Verneuil fait un débridement et constate une fracture de l'épicondyle. Il extrait une esquille.

Le 20 au matin, la température est de 1° plus élevée que les jours précédents; le malade a ressenti quelques douleurs. M. Verneuil, en explorant le foyer, trouve une nouvelle esquille beaucoup plus volumineuse que la précédente. Il en fait l'extraction en coupant avec des ciseaux quelques faisceaux du ligament latéral externe : c'est l'épicondyle presque entier qui est extrait. Sous l'influence de cette petite opération, la température monte très-rapidement et dès le soir elle est à 40°. A partir de ce moment le thermomètre ne descendit plus au-dessous de 38° et indiqua tous les soirs une élévation notable ; l'écart entre le soir et le matin était en moyenne de 1°.

Du 20 au 27, fièvre modérée. Ouverture d'un abcès au niveau de l'olécrâne.

Le 29. Extraction d'un nouveau sequestre ; la fièvre reparaît.

Le 2 décembre. Phlegmon érysipélateux ; T. A. 40°,4.

A partir de ce moment, symptômes non douteux de septicémie; le malade succombe le 5, malgré la résection du coude faite le 4.

Obs. II (2). — Garçon de 17 ans, entré dans le service de M. Guyon pour une fistule de la deuxième phalange du gros orteil, et placé dans la salle auprès d'un malade atteint de gangrène du moignon à la suite de lymphangite.

On explore la fistule avec un stylet qui rompt quelques vaisseaux et détermine un léger écoulement du sang. Dès le lendemain, le malade est atteint de lymphangite partant de sa fistule. Large eschare sur le dos du pied ; vaste phlegmon diffus.

Mort avec les lésions de la septicémie.

(1) Thèse de Blum. Paris, 1870 (Obs. résumées).
(2) Id., p. 94.

Obs. III (1). — Il s'agit d'un homme guéri d'une fracture compliquée de la jambe, Il restait encore quelques trajets fistuleux insignifiants, terminés par des bourgeons charnus. L'un d'eux fut un jour égratigné par un stylet explorateur et peu de jours après le malade mourait d'infection purulente.

Obs. IV (2). — Vieille femme ayant une plaie de tête avec fusée purulente sous le péri-crâne. Décollememt étendu. On passe un drain, celui-ci se déplace ; la sœur le remet, mais le pus qui sort est teinté de sang. Le soir, malaise, rougeur, frisson, 40°. Pyohémie le lendemain,

Obs. V (3). — Fistule de l'aisselle due à une ostéite de l'apophyse coracoïde. Pas de fièvre. Décollement le long de la clavicule. On passe un drain. Le soir, frissons, sueurs. Mort trois jours après. A l'autopsie on constate que la veine céphalique était remplie de caillots friables ; on avait dû en détacher ; d'où pyohémie subite.

Obs. VI (4). — « Un homme vient me trouver à la consultation de l'hôpital, lorsque j'étais chirurgien assistant, avec un kyste de la partie antérieure de l'abdomen, atteint d'inflammation aiguë. Je l'enlevai séance tenante. Trois ou quatre jours après il fut admis avec une inflammation du tissu cellulaire et infiltration de matière putride sous la peau ; celles-ci furent suivies de phlébite, puis de pyohémie et enfin de mort. Cet homme était donc mort en trois ou quatre semaines après une très-petite opération pour l'ablation d'un kyste de la partie antérieure de l'abdomen. J'opérai sur une partie enflammée : je fis mal. Si cet homme avait été mis au repos et l'inflammation guérie, le kyste aurait, suivant toute probabilité, été enlevé sans aucun risque. »

Nous trouvons dans la thèse de M. Maunoury (5) trois faits de septicémie absolument analogues à ceux que

(1) Hervey. Paris, 1874.

(2) V. Loison, p. 24, obs. III.

(3) Id., p. 45.

(4) Paget. Leçons de clinique chirurgicale, p. 129.

(5) Maunoury. Thèse Paris, 1877.

nous avons cités et des plus concluants. La similitude parfaite qu'ils présentent avec les précédents nous dispense de les rapporter. La pathogénie et la nature des accidents y sont parfaitement appréciées.

II.

BLESSURES DES TISSUS CHRONIQUEMENT ENFLAMMÉS, NON SUPPURANTS.

Nous prenons soin de spécifier dans le titre de ce chapitre qu'il ne s'agit que des tissus non suppurés et n'ayant pas spontanément tendance à entrer en suppuration. C'est donc surtout la forme d'inflammation *hyperplastique* ou *interstitielle* (Cornil et Ranvier) que nous avons ici en vue. Ce sont des inflammations qui débutent soit à l'état aigu, soit à l'état chronique d'emblée, par une végétation de tissu embryonnaire qui passe peu à peu à l'état de tissu conjonctif adulte ou de tissu osseux (Cornil et Ranvier).

La peau et le tissu cellulaire sous-cutané sont le plus souvent le siége de ces inflammations chroniques succédant à des processus irritatifs longtemps maintenus, ou à un œdème chronique. De même une inflammation localisée, comme un ulcère, le voisinage d'une tumeur blanche, ou spéciale comme l'eczéma, produit une inflammation chronique du derme, à tendance particulière suivant le mode d'origine et le terrain sur lequel elle se développe. Anatomiquement, elle se traduit par un épaississement du derme, une hyperplasie de ses éléments fibreux, un élargissement des lymphatiques, une atrophie relative du corps papillaire et un ralentissement dans la sécrétion épidermique. Le tissu adipeux sous-cutané fait corps avec le derme et il s'indure par diminution de chaque globe graisseux et production à sa périphérie d'une couronne de cellules embryonnaires. D'où la consistance dite *lardacée* de la peau ainsi modifiée.

Ces processus chroniques, provenant de lésions différentes au début, aboutissent à un résultat commun, la production de tissu fibreux, simple comme dans les indurations inflammatoires, les tissus lardacés, peut-être la sclérodermie, ou compliquée de dilatation des lymphatiques, comme dans les formes réunies sous le nom *d'éléphantiasis*.

Nous aurons deux points à considérer dans la blessure des tissus de cette catégorie : 1° leur résistance aux agents extérieurs ; 2° les modifications que leur impriment les traumatismes, et leur mode de réparation.

Au point de vue qui nous occupe, deux faits dominent toute l'histoire de la blessure des tissus enflammés chroniquement.

1° La tendance au retour à l'inflammation aiguë avec ses divers modes de terminaison ;

2° La tendance à l'ulcération.

Voilà les deux points sur lesquels nous allons particulièrement nous appesantir.

I. *Tendance au retour à l'inflammation aiguë.*

Ce serait sortir des bornes de ce travail que de rechercher tous les cas où cette tendance se produit, soit accidentellement, soit par suite de l'intervention chirurgicale. Quelques divisions toutes naturelles, répondant à une évolution différente, s'imposent ici. *a*. L'inflammation provoquée ne dépasse pas un degré modéré. *b*. Elle va jusqu'à la tendance suppurative. *c*. Elle s'accompagne d'accidents favorisés par la nature des tissus.

a. Il s'agit ici des modifications heureuses, que l'on obtient à l'aide de moyens appropriés, pour faire passer un tissu fibreux inextensible à l'état de tissu plus jeune, plus mou, se rapprochant davantage de l'état physiologique. Dans les cas d'ankylose fibreuse, quand nous voulons rétablir les mouvements, les manœuvres que l'on fait subir à la jointure n'ont pas seulement un but mécanique ; elles ont encore pour effet de déterminer une inflammation modérée qui amène justement dans ces tissus les modifications dont nous avons parlé. Nous comptons même sur ce travail inflammatoire pour favoriser la réussite. Souvent la première séance est peu fructueuse ; la seconde l'est beaucoup plus, parce que l'inflammation traumatique a ramolli et rendu friables les adhérences.

De même pour les brides et les rétrécissements de l'urèthre : la présence d'une sonde à demeure dans le canal détermine l'absorption progressive du tissu de la bride, ou tout au moins l'enflamme de telle façon que sa substance se ramollit et se laisse momentanément distendre.

C'est encore par le même procédé que la cautérisation ignée pratiquée sur des tissus chroniquement enflammés, indurés, engorgés, en amène peu à peu le retrait, en y déterminant une inflammation subaiguë qui en active ou en provoque la résorption.

C'est là le beau côté du tableau; tout le secret de la réussite consiste à ne pas franchir ce degré et à ne pas déterminer une inflammation trop intense qui serait suivie d'un véritable *réchauffement* de l'affection avec les suites qui peuvent en être la conséquence. Je ne veux pas trop insister sur ces faits; ils rentrent plutôt dans le traitement de telle ou telle affection prise en particulier.

J'aborde de suite l'action de *l'instrument tranchant* sur les tissus enflammés chroniquement. Les résultats obtenus sont de deux ordres : ou les modifications ultimes sont favorables, tout entravées qu'elles puissent être dans leur marche par divers accidents; ou bien, au contraire, la vitalité des tissus est tellement altérée par une influence locale ou générale, que le traumatisme aggrave les lésions anciennes ou provoque des accidents nouveaux.

A. — *Action de l'instrument tranchant sur les tissus dits lardacés.*

Ces tissus nous représenteront le type de l'inflammation chronique hyperplastique simple. Nous emprunterons nos exemples à un mémoire déjà ancien, mais où les faits ont été particulièrement observés à ce point de vue (1).

(1) Margot. Mémoire sur des amputations pratiquées dans des tissus lardacés, revenus à l'état normal à la suite de l'opération (Clinique de la Pitié). Revue médicale, janvier 1827 (Extraits).

« Les succès nombreux que M. Lisfranc obtient, depuis longtemps, à l'hôpital de la Pitié, contre les engorgements blancs et les squirrhes, ont prouvé combien il était facile, dans la plupart des cas, de ramener à l'état normal les tissus affectés de ces maladies. Pénétré plus que personne de cette idée, ce chirurgien avançait, dans ses cours de pathologie externe, qu'on avait tort peut-être de sacrifier souvent une grande étendue d'un membre, parce qu'on n'osait pas amputer sur des engorgements blancs ; que, probablement, l'évacuation sanguine abondante qui se faisait pendant et après l'opération, que l'excitation produite par le contact des pièces d'appareil sur la plaie qu'on se garderait bien de réunir par première intention, pourraient faire disparaître l'état lardacé. Cette opinion était justifiée par ce que dit Amb. Paré, dans ses œuvres : « Ce grand chirurgien faisait « très-heureusement des scarifications sur les callosités « des ulcères. » La prudence exigeait qu'on commençât à opérer sur des surfaces peu étendues, et dans des cas où la perte du lambeau, si l'on était obligé plus tard de le sacrifier, n'eût pas d'inconvénient grave.

« ...... Les observations suivantes vont prouver que la science sera encore redevable à M. Lisfranc d'avoir démontré qu'on peut opérer, sans danger, sur les engorgements blancs qui ne contiennent pas de foyers purulents, qui ne sont pas réduits à l'état pultacé ou de ramollissement très-avancé...

« Nous n'omettrons pas de faire observer que les lambeaux faits avec des tissus lardacés diminuent non-seulement d'épaisseur, mais encore se raccourcissent à mesure que ces tissus reprennent leur organisation primitive. D'après ces données, il serait presque superflu de recommander de faire ces lambeaux plus épais et plus longs que dans les cas ordinaires. Le ramollissement commence sur la plaie, et s'étend successivement à sa circonférence. »

Obs. I. — *Amputation d'un orteil; lambeaux lardacés.* — Jeune homme de 15 ans, scrofuleux. Le tissus voisins de la lésion étaient durs, d'un rouge violet; la désarticulation, le 20 avril, présenta d'assez grandes difficultés à cause de la consistance presque cornée des lambeaux qui ne pouvaient être que difficilement écartés. Une seule artère fournit.

Le lendemain, la plaie est d'un blanc terne et grisâtre, comme cela arrive dans presque tous les cas d'amputations faites sur des tissus lardacés. Le surlendemain, le pied est douloureux, les lambeaux fortement tuméfiés : vingt sangsues; puis le jour suivant 15 sangsues.

Le 24. Lambeaux moins tuméfiés et surtout très-ramollis.

Le 1er mai. Les bourgeons charnus se développent; la suppuration est de meilleure nature.

Le 6. On réunit les lambeaux revenus tont à fait à l'état normal et bientôt la plaie fut entièrement fermée. Une fistule subsista pendant quelques jours.

Obs. II. — Résection du cinquième métacarpien; tissus environnant l'os d'une consistance cornée.

Carie du cinquième métatarsien existant depuis trois mois; les parties molles étaient excessivement dures, tuméfiées. Les tissus qui recouvraient l'os étaient tellement indurés qu'il était impossible de les faire saillir au côté externe du cinquième métatarsien, et de faire, d'un seul coup, un lambeau qui pût recouvrir la solution de continuité.

Opération le 27 mai.

Le 28. Le lambeau est tuméfié; la solution de continuité est d'un blanc grisâtre (cataplasme émollient).

Le 30. Plus d'inflammation; la suppuration commence à s'établir.

Le 31. Le lambeau est moins dur, la suppuration est abondante, mais séreuse.

Le 3 juin. Le ramollissement des tissus est presque complet sur le lambeau et à la face plantaire ; mais, sur la face dorsale, la consistance est à peu près la même que lors de l'opération. On supprime les cataplasmes.

Le 5. Suppuration mieux liée ; les parties molles de la face dorsale du pied sont moins dures ; on peut mettre en contact les deux lèvres de la plaie.

Les tissus se ramollissent ; et à la fin de juin, le malade sort parfaitement guéri.

Cinq mois plus tard il rentre avec une récidive dans le quatrième métatarsien, et une fistule vers le troisième et quatrième orteil. Toutes les parties molles étaient d'une consistance presque cornée.

Malgré la dureté des parties, résection du quatrième orteil, les tissus se ramollirent peu à peu ; et à la fin de décembre le malade sortit guéri. Les tissus étaient parfaitement revenus à l'état normal.

Obs. III. — Amputation dans l'articulation de la phalange avec la phalangine du doigt indicateur ; lambeau lardacé très-dur. (Résumée).

Jeune homme de 19 ans, lymphatique, carie de l'extrémité inférieure de la phalangine du doigt indicateur gauche existant depuis plusieurs mois. Le doigt dans toute son étendue avait doublé de volume, les tissus qui le recouvrent étaient durs, violacés ; une ulcération existait sur la face palmaire vis-à-vis l'articulation de la phalangine avec la phalangette. Malgré ce mauvais état des tissus, M. Lisfranc n'hésita pas à recourir à l'amputation des deux dernières phalanges.

Opération le 2 juin. On dut donner au lambeau une longueur beaucoup plus grande qu'on le fait ordinairement ; une seule artère fut liée ; on procéda au pansement deux heures après l'opération. On ne crut même pas devoir tenter la réunion par première intention ; il eût été impossible d'appliquer exactement le lambeau sur l'extrémité de la phalange.

Le 3. Le lendemain, la plaie est d'un blanc terne grisâtre ; le lambeau, très-tuméfié, est livide, noirâtre, mais peu douloureux (cataplasmes émollients).

Le 5. Début de la suppuration ; le lambeau se tuméfie un peu ; il est moins livide.

Le 7. Les tissus formant le lambeau sont légèrement ramollis ; ceux qui recouvrent la phalange conservent la même dureté et le même volume ; la suppuration est abondante, mais mal liée.

Le 11. Le ramollissement s'étend vers la partie supérieure du doigt ; le lambeau se tuméfie ; on le réapplique sur l'extrémité inférieure de la phalange à l'aide de deux bandelettes agglutinatives.

Le 19. Les tissus sont presque revenus à leur consistance normale ; le doigt reste seulement plus volumineux ; la cicatrice du lambeau se fait. Le malade put sortir dans les premiers jours de juillet ; le doigt était revenu à son volume et à sa consistance ordinaires.

Obs. IV. — Amputation de la jambe gauche ; tissus lardacés durs comme de la corne. Homme de 69 ans, atteint d'un ulcère ancien, avec une inflammation chronique siégeaut sur toute l'étendue de la jambe. Les tissus étaient durs, violacés ; la peau était beaucoup plus épaisse que dans l'état normal ; elle avait contracté des adhérences si intimes avec les tissus sous-jacents, et ces adhérences étaient tellement résistantes, que la rétraction fut nulle : le tissu cellullaire, augmenté de volume, était complètement lardacé, criait sous l'instrument tranchant. Nous fûmes obligé afin de pouvoir renverser la peau et d'en conserver une étendue suffisante pour recouvrir la plaie, de faire au côté interne du tissu, une incision de 2 pouces, parallèle à l'axe de l'os. Les muscles étaient pâles, le tissu cellulaire intermusculaire totalement lardacé. La ligature des vaisseaux offrit d'assez grandes difficultés, les tissus ne s'étant pas plus rétractés que si l'on eût opéré sur le cadavre. (Opération le 23 août).

Le 25. Léger érysipèle.

Le 27. Les tissus se ramollissent considérablement.

Le 5 septembre. Le ramollissement des tissus est très-avancé ; la cicatrice marche, quoique avec plus de lenteur que dans les cas ordinaires. A la fin de septembre, le malade était parfaitement guéri les tissus anciens avaient repris leur consistance normale.

Les faits analogues que nous avons recueillis ne pourraient rien dire de plus, et pourraient ne pas avoir la même autorité.

B. — *Action de l'instrument tranchant et des caustiques sur les tissus atteints d'éléphantiasis.*

Notre but n'était pas de rechercher toutes les opérations faites à l'aide de l'instrument tranchant sur ces parties; il s'agirait là d'un vrai travail sur l'éléphantiasis que nous ne pouvions entreprendre.

C'est à un mémoire très-intéressant du professeur Ollier (de Lyon) que nous empruntons les points de la question qui nous intéressent.

M. Ollier s'est précisément attaché à montrer les modifications qui succèdent dans ces tissus à l'action chirurgicale et à noter les accidents qui peuvent en être la conséquence. Nous ne pouvons mieux faire, croyons-nous que de mettre sous les yeux du lecteur ces faits, peut-être trop peu connus (1).

Après avoir discuté les indications opératoires. M. Ollier continue ainsi (p. 17): « La seule question qu'il nous paraisse intéressant de discuter ici, c'est celle du résultat des ablations partielles au point de vue de la marche ultérieure de la lésion. La destruction d'une partie de la masse peut-elle provoquer dans la portion restante un mouvement de résolution comme dans les cas où il s'agit d'un processus inflammatoire simple? Ou bien agit-elle en activant le développement du tissu morbide, comme dans la plupart des néoplasies malignes? L'élé-

(1) De l'éléphantiasis du nez et de son traitement par la décortication de cet ogane. Ollier. (Lu à la Société nationale de médecine de Lyon. Extrait du Lyon médical. Masson, 1876).

phantiasis ne se rapportant ni à l'une ni à l'autre de ces lésions, c'est-à-dire n'étant ni un processus inflammatoire simple, ni une néoplasie maligne, on ne peut rien dire *a priori*. D'après ce que j'ai observé, le tissu éléphantiasique est susceptible d'une certaine résolution sous l'influence de l'ablation partielle. L'inflammation des surfaces d'incision produit dans les tissus voisins une diminution de consistance par un processus analogue à la médullisation du tissu osseux. Ces parties s'assouplissent et elle s'affaissent ensuite par un mécanisme dont il est facile de se rendre compte en suivant la cicatrisation de la plaie ; les bandes du tissu laissé intact se trouvant tiraillées en sens inverse, se tendent, s'aplatissent, et leur développement ultérieur semble ainsi bridé. J'ai obtenu ce résultat satisfaisant chez un malade sur le nez duquel j'avais pratiqué la destruction partielle du tissu morbide par des traînées longitudinales de pâte de Vienne; le nez avait repris à peu près sa forme et était notablement réduit de volume; mais je ne puis dire si ce résultat a été permanent. D'autres observations que j'ai faites sur des sujets dont la guérison avait été entreprise par des empiriques, m'ont montré que la cautérisation agissait comme excitant du processus, lorsqu'elle était superficielle ou du moins qu'elle ne mordait pas le tissu dans toute son épaisseur. Il faut qu'elle soit assez intense pour détruire partiellement le tissu et le diviser dans toute son épaisseur; mais c'est justement la difficulté de la limiter ou de l'arrêter juste au niveau du squelette cartilagineux qui rend la cautérisation incertaine dans ses résultats et imparfaite au point de vue plastique.

« J'y ai eu recours, cependant, je le répète, pour des cas légers et chez des sujets peu difficiles pour la forme de leur nez. C'est surtout dans les milieux exposés aux accidents infectieux que la cautérisation doit être mise en question.... »

..... En parlant de l'ablation au bistouri (p. 18), M. Ollier dit : « Ce moyen de diérèse a de nombreux inconvénients ; outre qu'il expose aux érysipèles, il est souvent suivi d'hémorrhagies, non-seulement au moment de l'opération ou quelques heures après, mais au bout de dix ou quinze jours, suivant la rapidité du processus de cicatrisation.

Les détails anatomiques dans lesquels je suis entré en commençant expliquent cette disposition aux hémorrhagies.

Non-seulement les masses éléphantiasiques sont traversées par des vaisseaux qui restent béants à la coupe, comme les veines sus-hépatiques dans le foie, mais le périoste et le périchondre sont parcourus par des vaisseaux adhérents comme les premiers au tissu conjonctif périphérique et par cela même difficiles à lier et mal disposés pour l'oblitération cicatricielle. Ils ne se contractent que difficilement et leur oblitération se fait directement par le caillot : de là, le danger des hémorrhagies secondaires par la désagrégation du caillot, si le moindre trouble vient à se produire dans la cicatrisation de la plaie. Chez deux de nos opérés, nous avons eu ainsi des hémorrhagies abondantes du septième au treizième jour. L'abondance de l'hémorrhagie est expliquée par le calibre des vaisseaux, toujours plus ou moins dilatés dans les masses éléphantiasiques et autour d'elles.

C'est pour prévenir ces hémorrhagies secondaires, pour diminuer les chances d'érysipèle, et ensuite pour exercer une action modificatrice sur les parties du tissu conjonctif hypertrophié laissé en place, que j'ai renoncé dans un cas au bistouri pour lui substituer le fer rouge. »

M. Ollier apprécie de la manière suivante les résultats de l'opération : « La cicatrice reste pendant quelque temps dure et violacée, mais peu à peu elle blanchit et s'assouplit. Il se produit un changement heureux dans les parties voisines, sur la peau du front et des joues qui commençait déjà à être envahie par le processus hypertrophique. Il semble que, dès que le centre fluxionnaire a été supprimé, l'hypertrophie des tissus voisins s'arrête et rétrograde d'elle-même. La peau pâlit, les petits mamelons s'affaissent, et le malade sent disparaître en même temps cette sensation de chaleur et de congestion qui l'incommodait tant. »

Nous notons seulement les trois observations qui sont le point de départ de ces réflexions, et nous renvoyons aux indications. »

Obs. I. — Homme de 55 ans. Décortication au moyen du bistouri. Hémorrhagies consécutives. Guérison. (Observation publiée par M. Poncet. *in Gaz. hebdom.*, 6 octobre 1873.)

Obs. II. — Homme de 62 ans, Décortication au bistouri. Cautérisation immédiate des orifices vasculaires de la plaie avec le fer rouge.

Au onzième jour, à la suite d'un refroidissement, malaise et hémorrhagie abondante.

Le lendemain, érysipèle. Mort au bout de quelques jours d'accidents pulmonaires.

Obs. III. — Décortication au moyen d'un cautère tranchant. Pas d'accidents. Guérison.

Dans les cas que nous venons de rapporter, la suppuration est fatale et nécessaire pour amener la transformation des tissus. Le mécanisme de cette modification est facile à saisir : retour des éléments à l'état embryonnaire ; destruction d'un certain nombre d'entre eux par la suppuration ; résorption d'une autre partie, tel est sans doute le processus. Mais, comme on a pu le voir dans plusieurs exemples, la blessure de ces tissus n'a pas été sans se compliquer d'accidents graves, érysipèle, hémorrhagie, etc.

Pour les dernières opérations que nous venons de rapporter, le couteau galvanique et le thermo-cautère semblent devoir absolument mériter la préférence, au double point de vue de l'hémostase et des modifications ultérieures amenées dans les tissus par la cautérisation.

II. *Tendance à l'ulcération.*

Qu'une partie de la peau atteinte d'inflammation chronique soit excoriée superficiellement par contusion, le développement d'une suppuration chronique, même d'une ulcération s'étendant de plus en plus, peut être la suite de cette irritation passagère qui, dans les conditions normales, eut été suivie rapidement d'une formation nouvelle d'épiderme et de la guérison.

Les conditions de texture que nous avons signalées dans les tissus ainsi atteints nous expliquent cette évolution du traumatisme. Nous ne pouvons pas y insister davantage ; ce serait tomber dans la pathogénie de l'ulcère et de l'ulcération. C'est un travail que nous nous sentons incapable d'entreprendre.

C. *Action du traumatisme sur les tissus atteints de sclérodermie.*

Les difficultés vont en augmentant chaque fois que nous avançons dans la question. La sclérodermie en effet, et quelques tissus malades dont nous avons encore à nous occuper, semblent ne pas relever d'un processus unique, et il est épineux de chercher la part qui revient à tel ou tel trouble primitif de nutrition dans les phénomènes consécutifs au traumatisme de ces tissus. Pour la sclérodermie en particulier, on en est encore à se demander aujourd'hui si elle est seulement le résultat d'une inflammation primitive chronique de la peau et du tissu cellulaire sous-cutané, avec extension en profondeur et lésion *secondaire* des filets nerveux périphériques (Lagrange et Duret), ou bien si elle n'appartient pas aux troubles trophiques par altération nerveuse.

Nous nous rattacherons à la première opinion, qui paraît la plus soutenable (1).

En outre, d'après les recherches de M. Verneuil (2), la sclérodermie semble se lier dans un certain nombre de cas à la diathèse rhumatismale. Mais l'inflammation chronique semblant ici jouer le rôle principal, et l'existence *de zones spécialement affectées* étant évidente, nous croyons pouvoir faire rentrer ces faits dans notre étude.

(1) Thèse de Lagrange, 1874.
(2) Gaz. hebdom., 1863, n° 8, p. 113

Obs. I (1). — Affection singulière, et non encore décrite, des doigts et des mains par M. le Dr Mirault (d'Angers).

D'après ce que nous savons aujourd'hui, il s'agirait vraisemblablement dans ce cas de l'affection qui est désignée sous le nom de sclérodermie. De cette observation intéressante et de l'important commentaire auquel la soumit M. Verneuil, nous ne prenons absolument que ce qui a trait à notre sujet.

Sur plusieurs des doigts affectés, M. Mirault fut obligé d'intervenir chirurgicalement; on verra par les détails de l'observation quelle fut la marche du traumatisme sur ces tissus pathologiques.

En 1850, trois ans après le début de l'affection qui avait commencé par l'annulaire de la main droite, en présence de l'intensité des douleurs et de l'insuccès constant de toute espèce de médication, M. Mirault proposa l'amputation qui fut acceptée.

« La désarticulation fut pratiquée dans l'articulation métacarpo-phalangienne, par la méthode à deux lambeaux latéraux. Ceux-ci étant suffisamment longs, la réunion immédiate fut tentée, mais elle échoua. Les bords de la plaie s'ulcérèrent, et la cicatrisation ne mit pas moins de dix-huit mois à s'effectuer. Chose remarquable, les douleurs qui se faisaient sentir dans le doigt avant l'opération, continuèrent dans la plaie pendant tout le temps de la cicatrisation; à la vérité, elles étaient moins fortes. »

Six mois plus tard, le médius de la même main se prend, et trois ans après, l'amputation est nécessaire. « Celle-ci fut pratiquée par le même procédé et présenta les mêmes suites. La plaie mit *deux ans* à se cicatriser. »

Un an après, M. Mirault pratique sur l'annulaire gauche envahi à son tour, une scarification profonde et étendue, parallèle à l'axe. « Les plaies consécutives offrirent un mauvais aspect, et restèrent *six mois* à se cicatriser. »

En 1859, l'indicateur de la main droite est pris, et il est amputé en 1862, le 3 avril; la réunion est faite et semble réussir pendant quinze jours; « mais le 19 du même mois, la cicatrice et les téguments qui recouvrent la tête du métacarpien étaient rouges et tuméfiés; la plaie s'était rouverte en avant, ses bords commençaient à s'ulcérer; les douleurs qui avaient disparu pendant dix jours, revinrent aussi vives.

« Le 4 mai, la région de la plaie présentait une ulcération superfi-

(1) Loc. cit. Commentaires par Verneuil.

cielle d'assez mauvais aspect, et la malade, en proie à la douleur, avait perdu le repos. »

Au mois d'octobre 1862, cette plaie d'amputation offre encore le spécimen de la maladie tout entière : rougeur diffuse, ulcération des bords, douleurs intenses.

Je citerai encore le passage suivant pour montrer qu'une plaie accidentelle survenant sur la peau affectée de sclérodermie présente des caractères particuliers et une déviation du travail réparateur naturel.

Dans la 2e observation de M. Rilliet, la sclérodermie était bornée aux mains, aux avant-bras et à une partie des bras. On appliqua sur l'avant-bras droit un vésicatoire de 5 centimètres de diamètre : il en résulta assez rapidement une bulle volumineuse. Le liquide qui s'en est écoulé était transparent et contenait une énorme quantité d'albumine ; le derme était d'un rouge assez vif. Cette rougeur s'étendait à quelques millimètres au delà de la périphérie du vésicatoire. L'épiderme n'a point été enlevé ; cependant, au bout de cinq à six jours, quand il s'est détaché, le derme était d'un rouge assez vif, douloureux, et, dans trois à quatre points, il existait de petites ulcérations étoilées ou serpigineuses, à fond grisâtre, d'un demi-millimètre de profondeur. Dans ces points, la peau avait l'aspect d'une syphilide ulcéreuse commençante. Ces petits ulcères sont en voie de cicatrisation.

Dans l'observation II de la thèse de M. Lagrange, p. 14, il est noté que chez une malade de 39 ans, à la place occupée par de petites ulcérations guéries et ayant succédé à de petites bulles, au niveau de l'articulation des phalanges, on voit aux points *exposés à des frotte-*

ments se former un épaississement de l'épiderme, un véritable durillon. « Dans les autres endroits, aucun épaississement de l'épiderme ne se voit. »

A gauche, l'olécrâne offre, à sa partie la plus proéminante, une croûte sèche reposant sur un véritable durillon. Cette croûte et cette induration sont la terminaison d'une petite bulle pemphygoïde qui a suppuré quelque temps fort légèrement, et s'est terminée par l'induration précitée. Il en est de même au coude droit.

A la main gauche, sur l'index qui présente les lésions de la sclérodermie à un degré très-avancé, à l'endroit où la deuxième phalange s'articule avec la première, il se trouve une *petite production cornée*. C'est un point qui, dans beaucoup de mouvements, subit des frottements. Au niveau de l'articulation de la première phalange de l'auriculaire avec la seconde, on remarque encore en cet endroit un petit durillon très-circonscrit.

De même à la main droite, il s'est produit comme du côté gauche de petites cicatrices, succédant à des bulles ulcérées, et au niveau de la jonction de la deuxième phalange du médius avec la première, la cicatrice est le siége d'un *véritable durillon*. C'est un épaississement épidermique développé par le frottement qui se produit souvent en ce point saillant.

De même au membre inférieur, à la suite d'une bulle ulcérée, sur la cicatrice, au niveau du bord externe de la rotule, il existe un durillon analogue à ceux qui ont été décrits aux mains. C'est encore un point qui supporte des frottements.

Durillon reconnaissant la même origine au niveau des articulations métatarso-phalangiennes des gros orteils, sous le talon.

D'après ce fait, nous pouvons remarquer que, chez ces malades atteints de sclérodermie, des traumatismes légers, tels que de simples frottements, sont suivis de la production de bulles pemphygoïdes auxquelles succèdent des ulcérations superficielles dont les cicatrices se recouvrent d'épaississement épidermique, de véritables durillons. Comme il était facile de le prévoir, la vitalité des tissus est assez modifiée pour donner lieu à ces accidents particuliers.

Il est noté expressément dans l'observation que ces ulcérations et ces cicatrices cornées ne se montrèrent qu'aux points exposés à des frottements, et ces frottements ne pouvaient être que des traumatismes très-légers, puisque, chez cette malade, sa maladie d'abord et sa position sociale ensuite, éloignent l'idée de tout travail grossier et rude.

C'est donc un fait dont il faut tenir compte chez ces malades et que nous notons avec soin.

Enfin nous rapportons ici deux cas d'opérations pratiquées sur des tissus *hypertrophiés*. Aucun accident ne s'ensuivit et la cicatrisation se fit d'une manière parfaite. Plus tard, (observation II), la récidive se produisit dans le lambeau. Nous ne rapportons ces faits qu'à titre de document, ne sachant trop quelle place leur donner dans le cadre nosologique.

Dans les Bulletins de la Société de chirurgie de l'année 1853 (t. III, p. 327) on trouve sans commentaire le fait suivant, rapporté par M. Chassaignac.

Obs. I. — Un jeune homme présentait une hypertrophie du troisième orteil du pied droit, qui avait un volume égal à celui du gros orteil.

Il n'existait aucune espèce de lésion à laquelle on pût rapporter ce développement anormal. L'affection, dès son début, s'était compliquée de douleurs très-vives, qui allaient toujours en augmentant et qui étaient devenues intolérables.

Après plusieurs mois de tentatives inutiles pour faire cesser cet état de souffrance, après avoir détruit la matrice de l'ongle à l'aide du cautère actuel, M. Chassaignac se décida, sur les instances du malade, à pratiquer l'amputation de l'orteil.

A la dissection, on reconnut qu'il n'existait aucune altération des parties molles, qui ne présentaient que de l'hypertrophie ; mais, au centre de la phalange, doublée de volume, on trouva un petit corps dur, osseux, logé dans l'intérieur même de l'os dont les parois, très-amincies, avaient été repoussées au dehors.

La cicatrice de l'opération est parfaite.

Obs. II. — Affection singulière des orteils. Hypertrophie des tissus, au niveau d'une cicatrice et d'un lambeau résultant de la désarticulation du premier orteil.

Garçon de 27 ans, entré dans le service de M. le professeur Verneuil, à la Pitié, salle Saint-Louis, n° 50.

C'est un homme de petite taille, mais bien musclé, vigoureux et n'ayant jamais eu d'autre affection que la maladie toute locale qui l'amène à l'hôpital.

L'interrogatoire et l'examen le plus minutieux ne revèlent ni alcoolisme ni syphilis.

La voix est un peu enrouée, mais rien ne peut faire soupçonner la tuberculisation pulmonaire.

Son affection a débuté en 1866, par le gros orteil du pied droit.

La maladie commença par une tuméfaction diffuse de tout l'orteil qui peu à peu doubla environ de volume, puis se recouvrit d'une ulcération sécrétant un liquide sanieux assez abondant.

En présence de l'insuccès de tous les pansements, M. Voillemier pratiqua, en 1871, la désarticulation du gros orteil, probablement par le procédé à deux lambeaux ou à lambeau interne unique.

D'après les renseignements que nous donne aujourd'hui le malade, la cicatrisation de la plaie opératoire se fit rapidement et fut complète en dix-huit jours.

Mais peu de temps après, au niveau du point opéré, se développa une tuméfaction diffuse, ayant tous les caractères de l'affection primitive, et qui envahit la cicatrice et le lambeau.

L'augmentation de volume se produisit lentement, progressivement, et aujourd'hui (17 février 77) voici ce que nous constatons : à la place qui serait occupée par le premier orteil enlevé, existe une tumeur ayant environ le volume d'une très-grosse noix. La peau ne présente pas de changement de coloration ; elle a à peu près sa souplesse normale ; mais à la palpation il est facile de constater que le derme présente une épaisseur considérable et qu'il recouvre une masse sous-jacente ferme, résistante. Dans son ensemble, la tumeur est mobile sur la tête du premier métatarsien et semble seulement constituée, par les éléments du derme et du tissu cellulaire sous-cutané.

J'abrège le reste des détails de cette observation curieuse qui sera recuillie avec soin : l'affection ne s'arrêta pas là, elle envahit successivement tous ou presque tous les orteils des deux côtés à des dates différentes, en restant toujours très-exactement limitée à ces appendices, sans jamais empiéter ni sur la face dorsale ni sur la face plantaire.

Au niveau des points malades, il n'y a ni anesthésie, ni hyperesthésie, la sensibilité paraît normale. Il y a seulement une sudation assez abondante.

A propos de l'observation de M. Mirault (d'Angers) et des commentaires dont M. Verneuil l'accompagne, nous trouvons, p. 135, une noto dans laquelle est soulevée pour la première fois, d'une manière évidente, la question du rapport des diathèses avec le traumatisme (1). Nous demandons la permission de transcrire cette note ici pour deux raisons : 1° pour faire voir l'immense chemin fait dans cet ordre d'idées depuis 1863, et les développements fructueux qui sont aujourd'hui de connaissance vulgaire ; 2° pour insister sur ce fait qui, peut-être, rend compte des accidents du traumatisme chez les diathésiques, la *présence* des zones *spécialement influencées* par la diathèse, et c'est par ce côté que nous rentrons dans notre question. Voici le passage auquel je fais allusion : « Je ne me dissimule pas qu'en admettant sur une plaie accidentelle l'influence directe d'un état constitutionnel, j'énonce une proposition contraire à une règle qui paraît bien établie, et en vertu de laquelle on peut pratiquer une opération sur un sujet diathésé

(1) Gaz. hebd., 1863, p. 135. Note.

sans craindre de voir cette plaie prendre des caractères spécifiques. Tous les jours les scrofuleux se blessent ou sont blessés par la main du chirurgien. Les syphilitiques, les goutteux, les dartreux sont dans le même cas, et l'on ne voit pas pour cela les solutions de continuité revêtir la forme des ulcères scrofuleux, syphilitiques, dartreux. La cicatrisation n'est pas même retardée notablement. Si une plaie prend l'aspect d'un chancre, c'est qu'elle a été directement contaminée par du pus chancreux actuellement virulent : il y a eu contagion et non irradiation diathésique.

A chaque instant, on applique sur des rhumatisants les vésicatoires, les moxas, les cautérisations diverses, et les plaies qui en résultent se cicatrisent très-normaement.

Comment donc en a-t-il été autrement chez M. Aubry (la malade de M. Mirault, d'Angers)? Pour se l'expliquer, sans invoquer une exception tout à fait particulière, il faut, tout en reconnaissant la validité de la règle en question, faire une réserve pour le cas où le traumatisme porte sur le voisinage immédiat du point où la diathèse s'est manifestée spontanément et règne encore dans toute son activité. On tranche les difficultés et l'on explique les exceptions en admettant autour du point susdit une atmosphère, un cercle plus ou moins étendu où les tissus *semblent* intacts et resteraient tels peut-être indéfiniment, si une cause traumatique n'y provoquait l'évolution fortuite de la diathèse.

Prenons un exemple : vous traitez un scrofuleux pour une carie partielle du pied; vous voulez ménager le plus possible l'organe; vous faites une résection, une amputation partielle au plus proche du mal. A l'inspection de la plaie opératoire, tous les tissus paraissent normaux et rien ne semble devoir entraver le travail réparateur. Dans les premiers temps, ce travail marche régulièrement; mais souvent on le voit s'arrêter et rester incomplet. Le dernier quart de la plaie opératoire ne se ferme pas et revêt l'aspect des ulcérations scrofuleuses qui ont nécessité l'opération. Chez le même sujet, l'amputation pratiquée quelques pouces plus haut aurait beaucoup mieux réussi sous le rapport de la cicatrisation.»

C'est par ces réflexions et ces préceptes que nous terminons ce chapitre.

CHAPITRE IV

BLESSURE DES TISSUS MALADES PAR TROUBLE DE L'INNERVATION.

Ce n'est pas sans hésitation que nous abordons ce chapitre, et nous devons avouer qu'en présence des difficultés extrêmes qu'il nous offrait, nous avons failli quitter la plume. A chaque instant, on se heurte à des contradictions, à des faits disparates. Nous signalerons donc surtout les désidérata de la science à ce sujet; mais nous nous déclarons pour le moment incapable de les combler.

Nous montrerons dans le cours de cette étude les difficultés qui y sont inhérentes et la facilité avec laquelle on attribuerait au traumatisme une part où il ne joue qu'un rôle accessoire, si on ne faisait pas une sévère analyse des faits.

Avant d'entrer dans cette étude proprement dite et de continuer, suivant notre programme, à rechercher :

1° La résistance de ces tissus aux irritations extérieures;

2° La marche et les accidents des plaies dans ces tissus; nous devons nous poser deux questions préalables qui, aujourd'hui, paraissent résolues et sur lesquelles nous serons très-bref :

1° Le système nerveux est-il indispensable à la nutrition?

2° Comment ses altérations peuvent-elles agir sur la nutrition?

A la première question, tous ou presque tous les physiologistes répondent par la négative. Il y a déjà longtemps que de Blainville (1) et Müller (2) ont défini la nutrition une propriété inhérente aux éléments anatomiques, aux cellules. Carpenter (3), Chauveau (4), Cl. Bernard (5), ont tour à tour insisté sur l'indépendance de la nutrition vis-à-vis du système nerveux, et plus récemment le professeur Robin (6) a proclamé hautement l'autonomie de la cellule.

C'est par une influence indirecte que le système nerveux agit sur la nutrition, c'est par l'action qu'il exerce sur la fibre musculaire des vaisseaux, par les nerfs vasomoteurs qu'il peut modifier les phénomènes physico-chimiques.

« Avec ces deux seuls modes d'action, resserrement et dilatation des vaisseaux, le système nerveux gouverne tous les phénomènes chimiques de l'organisme » (7).

En dehors de ce rôle indirect joué par l'intermédiaire des vaisseaux, existe-t-il des nerfs ayant une influence directe sur la nutrition des éléments? C'est un point qui nous importe peu; tout ce que nous retiendrons c'est

(1) De Blainville. Organisation des animaux. Paris, 1822.

(2) Müller. Physiologie, t. I, p. 209.

(3) Carpenter. Principles of human physiology. Philadelphia, 1853.

(4) Chauveau. Infl. du système nerveux sur les propriétés nutritives. Lyon, 1853.

(5) Cl. Bernard. Tissus vivants, p. 22.

(6) Robin. Art. Cellule, Dict. encyclop., t. XIII, p. 589, et Physiol. cellul., p. 477.

(7) Cl. Bernard. Loc. cit, p. 410.

ceci : à la suite des altérations du système nerveux, il peut se produire des troubles de la nutrition, variables suivant les altérations nerveuses ; et nous nous demanderons : Quels sont les effets du traumatisme sur ces parties ainsi modifiées dans leur nutrition ?

L'action nerveuse peut être altérée de bien des manières, et telle ou telle altération retentit d'une manière très-différente sur la nutrition. Il résulte des remarquables recherches de MM. Charcot, Brown-Séquard, Vulpian, confirmées aujourd'hui par des milliers de faits, que, d'une part, *le défaut d'action* du système nerveux n'a pas d'influence directe, immédiate sur la nutrition ; que, d'autre part, *l'excitation morbide*, *l'irritation* des nerfs ou des centres nerveux sont, au contraire, de nature, sous certaines conditions, à provoquer à distance les troubles trophiques les plus variés. A chaque pas, nous aurons à tenir compte de cette lumineuse distinction. En outre, les troubles de l'action nerveuse (troubles de la motilité, de la sensibilité, de l'innervation vaso-motrice) peuvent être liés à des lésions visibles, démontrables (lésions en foyer, lésions diffuses, compression, irritation, etc.) siégeant soit dans les centres, soit dans les cordons conducteurs, soit dans les divisions périphériques ; ou, au contraire, ils ne peuvent être rattachés à aucune altération appréciable par nos moyens d'investigation actuelle (troubles de la motilité et de la sensibilité dans l'hystérie, troubles de la sensibilité chez les aliénés, etc.).

Faire ces divisions, c'est signaler les difficultés que nous ne pouvons manquer de rencontrer dans l'étude que nous poursuivons.

I. RÉSISTANCE AUX IRRITATIONS EXTÉRIEURES.

Nous étudierons successivement les phénomènes dans les cas où il n'y a pas d'altération nerveuse appréciable (hystérie, aliénation mentale), puis dans ceux où une altération peut être démontrée sur un point quelconque du trajet nerveux.

a. *Hystérie.* Il n'est pas douteux que chez les hystériques, la nutrition ne soit très-notablement modifiée. Dans une thèse récente et très-bien faite (1), l'auteur s'attache à démontrer que, chez ces malades, la nutrition est réduite en général à son minimum d'activité ; que ses deux facteurs, l'assimilation et la désassimilation, ne se font que d'une manière lente et obscure. Il trouve dans ce fait l'explication de certains phénomènes curieux présentés par les hystériques : troubles de la digestion, de la respiration, de la circulation, de l'innervation; et de la résistance qu'elles opposent à des causes de déperdition qui ne pourraient se produire sans grand désordre dans les conditions ordinaires, tels que les vomissements fréquemment répétés, l'absence prolongée de sommeil. Et même, si elles sont anesthésiques sur certaines parties de leur corps, n'est-ce pas encore parce qu'elles n'assimilent pas ? (Empereur).

Quant aux troubles de l'innervation vaso-motrice, ils sont évidents et des plus faciles à démontrer.

Fréquemment on les note chez les hystériques : indé-

(1) Empereur. Thèse de Paris, 1876, n° 363.

pendamment des éruptions cutanées, érythème, urticaire, qui se produisent spontanément chez certaines de ces malades, la moindre pression sur les téguments a pour effet immédiat d'y produire une rougeur diffuse, alors qu'auparavant ils étaient d'une pâleur livide. L'émotion, la simple exposition des parties à l'air, produit sur leur visage, sur différents points de leur corps, les mêmes différences de coloration.

La tendance aux hémorrhagies est également très-prononcée : les hémoptysies (1), les épistaxis abondantes, diverses hémorrhagies interstitielles (Hippel), un écoulement de sang tardif, mais *plus abondant* que de coutume (Charcot et Brown-Séquard), enfin dans un très-grand nombre de cas, des pertes utérines, alternant avec l'absence de menstruation, des hémorrhagies spontanées par les glandes de la peau (2), des sueurs de sang ; par les glandes lacrymales, des pleurs de sang, etc. : voilà une série de phènomènes fréquents chez ces malades.

Dans une observation de la thèse de M. Empereur (p. 70), nous notons que chez une hystérique du service de M. Mesnet, à l'hôpital Saint-Antoine, on remarqua un œdème persistant de la jambe droite, survenu sans cause apparente, avec crampes dans les membres et surtout dans les membres inférieurs.

Doit-on rendre responsable de ces troubles la chloro-anémie dont sont atteintes presque toutes ces malades, ou le système nerveux vaso-moteur, ou l'action combinée de ces deux facteurs ? Pour nous, ce que nous retien-

(1) M. Carré. Archives de médecine, n^{os} de janvier, février, mars, 1877.

(2) J. Parrot. Gaz. hebd., 1859, p. 633.

drons, c'est la tendance hémorrhagique et l'apparence scorbutique des hémorrhagies interstitielles qui surviennent chez ces hystériques sous l'influence de légers traumatismes et même de la *faradisation* des *téguments*.

Nous verrons plus tard, en traitant des accidents des plaies, que certains troubles vaso-moteurs, resserrement ou dilatation des vaisseaux, semblent plus particulièrement liés à certains états de la sensibilité : analgésie ou hyperesthésie.

Eh bien! malgré ces troubles de l'innervation vaso-motrice, en dehors de la tendance hémorrhagique que j'ai signalée, la vitalité des tissus paraît très-suffisante. Je tiens de M. le professeur Charcot (communic. orale) que chez les hystériques il y a absence complète de troubles nutritifs sur les membres anesthésiés ou hyperesthésiés, et qu'on ne voit jamais s'y produire d'eschares. Il s'appuie même sur ce fait pour démontrer que ce n'est ni à la pression ni à l'insensibilité que sont dus les troubles trophiques que l'on voit survenir dans d'autres circonstances (1).

Cependant, dans une observation de Bœckel (*Gaz méd.*, Strasbourg, 1878), sur laquelle nous reviendrons, chez une malade atteinte d'abord de coxalgie hystérique, puis plus tard de pied-bot varus paralytique, il est noté qu'il se fit sur le bord externe de la poulie astragalienne, soulevant les téguments, *une petite plaque gangréneuse* provoquée par le poids des couvertures.

(1) Il y a en ce moment, dans le service du professeur Trélat, une jeune hystérique présentant des phénomènes qui paraissent en contradiction avec ces faits. Elle offre sur un membre hyperesthésié et atteint de contracture des troubles trophiques divers tout à fait analogues à ceux qui surviennent quand il y a irritation nerveuse.

b. *Aliénation mentale. — Paralysie générale.* — Nous n'avons pas besoin d'insister longtemps sur les troubles de nutrition que l'on voit si fréquemment survenir chez les aliénés et en particulier chez les paralytiques généraux. Ils sont d'observation commune et ont été partout notés avec soin. Ils se traduisent de beaucoup de manières et en particulier par cette tendance si marquée aux furoncles et aux gangrènes.

Je renvoie pour l'étude de la fréquence de ces affections chez les aliénés et chez les paralytiques, à la thèse de M. Decorse (1).

Mais il y a ici une distinction difficile à établir et dans laquelle on trouverait peut-être l'explication de certains faits contradictoires en apparence.

Quand on parcourt les observations de traumatisme chez les aliénés, on est frappé tantôt de la bénignité étonnante des mutilations les plus graves, tantôt de la gravité des blessures les plus simples. Peut-être doit-on admettre que dans le premier cas, la perversion nutritive n'existe pas encore et que les lésions n'ont encore produit que des troubles psychiques, tandis que dans le second, les désordres encéphalo-médullaires plus avancés ont amené ces troubles nutritifs. Il en serait de même des troubles de la sensibilité. Chez les aliénés, l'anesthésie et l'analgésie peuvent tenir à deux causes (1) :

1° Distrait par son délire, par ses préoccupations maniaques, ou sous le coup d'une idée fixe, l'aliéné n'a pas

(1) Thèse de Paris, 1871, Decorse. Considérations sur la chirurgie chez les aliénés.

(2) Horeau. Th. Paris, 1872. De l'état de la sensibilité chez les aliénés.

conscience de la douleur, sans que ses tissus, à proprement parler, soient anesthésiés;

2° Il y a, chez ces malades, des anesthésies et des analgésies liées à la présence de lésions encéphaliques et médullaires, et dans ce cas il y a véritablement anesthésie des téguments.

C'est peut-être dans cet ordre d'idées qu'il faut chercher l'explication des contradictions que nous signalions plus haut, mais on voit combien le sujet est difficile et délicat.

Il est vraisemblable que dans le deuxième cas on retombe dans les troubles trophiques, ordinaires quand il y a irritation nerveuse.

Les troubles vaso-moteurs sont aussi fréquemment signalés chez les paralytiques généraux, et c'est à l'état de congestion habituelle que présentent ces malades dans les régions supérieures du corps qu'on attribue la production spontanée ou traumatique de l'hématome de l'oreille. (Motet, Delasiauve, Ferrus, Belhomme, Archambault, Duplay.)

II. DE QUELQUES PHÉNOMÈNES PARTICULIERS AUX PLAIES ET DE LA RÉPARATION DES TISSUS.

A. *Chez les hystériques.* — Nous avons déjà fait remarquer que chez les hystériques les troubles de la nutrition n'influent pas d'une manière notable sur la vitalité des éléments anatomiques.

Nous avons vu aussi que l'innervation vaso-motrice est surtout modifiée et traduit ses altérations par des congestions ou des anémies passagères.

En dépouillant les quelques observations où ces faits sont consignés, il nous a semblé remarquer que la congestion vaso-motrice ou la prédominance d'action des nerfs vaso-dilatateurs coïncide avec l'hyperesthésie, tandis que l'anémie semble se remarquer surtout en coïncidence avec l'analgésie et l'anesthésie. C'est, du reste, un fait qui cadre avec ce que nous savons sur les phénomènes vaso-moteurs accompagnant les névralgies, et probablement du même ordre (1).

Sur la peau analgésique (2), les piqûres qu'on pratique, même les piqûres profondes, donnent rarement lieu à la sortie du sang.

M. Charcot indique dans ses leçons qu'il a vu une femme, hemi-anesthésique, chez laquelle les sangsues appliquées sur les parties anesthésiées donnaient peu de sang. Grisolle a eu l'occasion d'observer un fait analogue.

C'est précisément le contraire qui se produit quand il y a hyperesthésie.

Dans une observation de Bœcel à laquelle nous avons déjà fait allusion, la désarticulation de la cuisse fut pratiquée pour remédier à une hyperesthésie extrême de la région, avec perte du sommeil, altération de l'état général ; il est noté que l'hémostase fut pénible. *Vingt-deux ligatures* furent nécessaires pour l'assurer dans le lambeau postérieur.

La guérison se fit en un temps assez court ; l'opéra-

(1) A. Verneuil. Névralgies traumatiques second. précoces. Arch. méd., 1874, p. 52, tirage à part.

(2) Desbrosse. Th. Paris, 1876. De l'anesthésie dans l'hémiplégie hystérique.

tion avait eu lieu le 4 avril, et la malade put se lever le 1er juin.

La cicatrice est ferme et le moignon parfaitement matelassé.

Chez une autre malade qui présentait du côté droit une hyperesthésie très-marquée avec perte de la sensation de contact, il est noté que, pendant les crises hystériques, les piqûres de la peau et les ventouses scarifiées donnaient un suintement plus facile du côté malade (1).

Un fait, récemment publié par M. Eugène Monod, nous montre encore cette tendance à l'hémorrhagie, marquée surtout au moment où les accidents nerveux acquièrent leur summum d'intensité.

L'observation a trait à une hystérique présentant des phénomènes de catalepsie.

Une cautérisation ponctuée lui est faite, le 4 janvier 1876, sur la région ovarienne, pour diminuer l'hyperesthésie dont cette région était le siége. Les petites plaies se comportent très-simplement les jours qui suivent l'application du cautère.

Le 13, début des accidents cataleptiques ; le 14, sommeil profond.

On observe ce jour qu'une des petites plaies occasionnées, sur le côté gauche, par les pointes de feu, *s'est ouverte spontanément et saigne assez abondamment.*

Comme on pouvait le prévoir, la réparation des tissus chez les hystériques, après les traumatismes, semble se faire d'une manière normale.

(1) M. Carre. Hémoptysie nerveuse, Arch. méd., 1877.

(2) Archiv. de méd., mars 1877. Hystérie et catalepsie.

Nous avons déjà cité le cas de Bœckel où la cicatrisation d'une plaie de désarticulation coxo-fémorale se fit en un temps relativement court.

M. Verneuil (communication orale) m'a dit avoir retiré du sein d'une hystérique analgésique une aiguille qui y était profondément enfoncée. L'opération se fit sans provoquer la moindre douleur ; la cicatrisation fut tout à fait normale.

M. Charcot (communication orale) a bien voulu me communiquer le fait suivant : il a observé, deux fois chez la même hystérique, une fracture de jambe. La consolidation se fit en son temps ordinaire et donna lieu à un cal très-régulier.

Cependant, dans le cas de M. Eug. Monod, cité plus haut, je relève la particularité suivante : dans le courant de novembre 1875 (l'époque n'est pas précisée), la malade fait une chute et se fracture la 2e côte gauche. A partir de ce moment, les troubles nerveux reparaissent. La consolidation semble se *faire très-lentement*, et au siége de la fracture, il persiste une douleur vive dont la malade se plaint le 20 janvier, puis beaucoup plus tard, le 11 mars, c'est à-dire au moins quatre mois après la production de la fracture. Cette douleur coïncide, du reste, avec le retour des accidents nerveux hystéro-cataleptiques.

B. *Chez les aliénés et spécialement chez les paralytiques généraux.*

Nous ne possédons par nous-même aucun renseignement sur ce sujet. Nous serons donc obligé de nous en tenir à ce que nous ont légué nos prédécesseurs ; aussi nous serons très-bref sur ce point. Nous signalons seulement cette lacune.

C'est ici qu'intervient surtout la distinction importante que nous avons cru devoir établir entre les aliénés *à lésion manifeste*, tels que les paralytiques généraux, et les aliénés *sans lésion évidente*, comme les maniaques, les mélancoliques. M. Gallais (1) nous dit en bloc, et sans tenir compte probablement de cette distinction : « Une circonstance remarquable, c'est la facilité merveilleuse avec laquelle les plaies les plus graves guérissent chez les malades analgésiques. On sait en effet que la douleur a une influence capitale en chirurgie et qu'elle ne peut être portée au delà de certaines limites sans épuiser le patient et amener une mort très-rapide. On comprend donc jusqu'à un certain point que chez les analgésiques où cet élément manque plus ou moins complètement, l'organisme conservant toute sa puissance réparatrice soit dans les meilleures conditions possibles pour lutter avec avantage contre toute cause de destruction. » M. Gallais a certainement observé des déments ou des mélancoliques : car, à côté de cela, M. Deguise nous dit (2) : Chez les paralytiques généraux, qui ne sourcillent pas quand on leur laboure de longues et profondes incisions leurs volumineux anthrax, qui, par conséquent, sont bien analgésiques : 1° les plaies accidentelles ou opératoires prennent de suite un mauvais caractère, souvent une marche irrégulière ; elles fournissent un pus

(1) Gallais. Th. 1868, Mutilations chez les aliénés.

(2) Deguise. Quelques maladies du domaine de la chirurgie chez les aliénés. Mém. de la Société de chirurgie, 1853, t. III, p. 147.

abondant et de mauvaise nature, qui épuise promptement les malades et hâte leur mort;

2° Il ne faut pratiquer d'opération chirurgicale chez ces malades que dans les cas ou elles sont d'une nécessité absolue : ligature d'un vaisseau ouvert, hernie étranglée;

3° Les fractures des os se consolident lentement ou même ne se consolident pas. Les moyens de contention déterminent promptement des eschares, suivies de larges et profondes plaies qui viennent compliquer et quelquefois rendre incurable la solution de continuité des os. Puis, dans la thèse de M. Decorse, nous trouvons un certain nombre d'opérations ordinairement sans gravité, pratiquées sur des paralytiques généraux, et suivies de mort, deux amputations d'orteil, une amputation du pouce, etc., et nous y lisons que, chez ces malades, « l'aptitude à faire du pus est si grande que l'opération la plus bénigne peut déterminer chez eux l'infection purulente. »

Ainsi donc, comme on le voit, la lumière a besoin d'être encore faite sur ce sujet, et nous pensons surtout qu'il y a de grandes catégories à établir chez ces malades au point de vue de la résistance aux traumatismes.

Nous avions l'intention de continuer nos recherches en étudiant l'action des traumatismes et le mode de réparation dans les tissus malades par altération nerveuse, centrale ou périphérique, pouvant se démontrer macroscopiquement ou histologiquement. Ce travail, entrepris à l'aide de nombreux matériaux, nous a vite amené à reconnaître qu'il se confondait presque complètement avec l'histoire des troubles trophiques qui a été faite d'une manière si remarquable dans ces dernières années.

Nous donnerons sous forme d'aphorismes les conclusions qu'il nous a inspirées :

1° C'est ici surtout qu'il faut tenir compte de la distinction entre la cessation d'action du système nerveux ou son irritation morbide ;

A. Dans le premiers cas (hémiplégie ancienne, par exemple, sans phénomène irritatif), le fait dominant semble être un certain degré de paralysie vaso-motrice. Cette paralysie constitue une cause prédisposante à différents troubles plus ou moins graves de la circulation et de la nutrition intime ; à l'œdème, à l'inflammation, sous l'influence de causes occasionnelles qui seraient sans efficacité dans l'état normal; à la stase sanguine, à la gangrène (Vulpian). L'histoire des traumatismes frappant ces tissus rentre dans celle des tissus œdématiés, congestionnés, et il est difficile de faire, au point de vue de la résistance aux irritations extérieures et de la réparation, la part entre ces lésions secondaires et les lésions nerveuses primitives (1).

(1) On peut trouver dans l'obs. I, p. 2; (Mém. Soc. Chirurgie, 1853, t. III), un exemple de tissu *insensible* qui a pu conserver sa vitalité et faire un lambeau autoplastique durable.

Il s'agit d'un homme de 64 ans, atteint depuis plusieurs années d'hémiplégie à droite, mais ayant recouvré une partie de ses mouvements naturels dans les membres inférieur et supérieur, surtout dans ce dernier.

Cinq jours après, le lambeau est tuméfié, boursouflé, mais sans apparence de sphacèle.

Cinq jours plus tard, la réunion est complète sur tous les points. Le lambeau est doué d'une vitalité non douteuse, mais *complète-*

B. Dans le second cas (irritation morbide du système nerveux central ou périphérique), 1° la lésion nerveuse se traduit spontanément par des troubles *dits trophiques*, sur la production desquels les irritations extérieures n'ont qu'une influence peu marquée sinon douteuse ;

2° Les traumatismes opératoires portant sur ces tissus ainsi vicieusement innervés ne paraissent pas avoir une marche spéciale. Les plaies qui leur succèdent se cicatrisent fréquemment sans aucun trouble.

Fréquemment aussi, la plaie ou la cicatrice a tendance à revêtir les caractères particuliers qui constituent *le trouble trophique*. Mais c'est du fait de l'altération nerveuse périphérique ou centrale, et non du traumatisme.

Jusqu'à présent, il nous semble que telles sont les seules conclusions possibles que nous imposent l'étude raisonnée des faits et une sage réserve.

Arrivé à la fin de ce travail, nous sommes loin de nous en dissimuler les imperfections. Nous pensons cependant qu'il est possible d'en tirer quelques conclusions ayant trait surtout à la prophylaxie des accidents que nous avons signalés.

ment insensible, et il a conservé cette *insensibitité* jusqu'au moment de la sortie du malade.

Un mois après la cicatrisation, le malade étant encore à l'hôpital, survint sans cause comme un érysipèle de la face fort intense. La cicatrisation autoplastique n'en fut nullement altérée. « Nous remarquâmes en outre que, même au plus fort de l'érysipèle et pendant que le lambeau participait pleinement à cette affection, il continuait à offrir la plus complète insensibilité. On peut le piquer avec une épingle sans que le malade accuse la moindre douleur, ce qu'il fait au contraire aussitôt que l'on dépasse, dans cette exploration, les limites de la cicatrice. »

CONCLUSIONS

Dans le cas de traumatisme, le pronostic et les indications thérapeutiques ou opératoires doivent se tirer non-seulement de l'état antérieur du blessé, du milieu dans lequel il se trouve, mais encore de l'état des tissus sur lesquels a porté la cause vulnérante.

Le raisonnement et l'expérience indiquent qu'une blessure n'évoluera pas sur un tissu *antérieurement* malade comme sur un tissu sain.

L'altération ou la *maladie* d'un tissu peut : *a*. Etre entièrement locale ; *b*. Se rattacher à une affection du système ou de l'appareil auquel il appartient ; *c*. A un trouble général de la nutrition dépendant d'un état constitutionnel.

L'enquête doit donc porter sur ces trois facteurs.

Un certain nombre d'états diathésiques et de lésions viscérales s'accompagnent d'altérations *locales* des tissus qui modifient l'évolution du processus réparateur.

Cette combinaison, facile à reconnaître dans certaines affections (œdème dans l'albuminurie, les affections cardiaques, la cirrhose ; altération des vaisseaux dans l'alcoolisme, l'hémophilie, etc.), difficile à démontrer mais admissible dans d'autres (imprégnation des tissus par l'acide urique dans la goutte, par la glycose dans le diabète) rend délicat à apprécier la part de responsabilité de l'état local ou de l'état viscéral ou diathésique.

Des recherches ultérieures, faites dans cette direction, expliqueront peut-être pourquoi, chez un blessé diathésique ou porteur d'une lésion viscérale, une lésion traumatique s'accompagne ou non d'accidents.

1° *Tissus congestionnés.* — La congestion physiologique ou pathologique constitue pour les tissus une *imminence morbide.*

La blessure d'un tissu congestionné peut être suivie d'accidents graves ; *a.* Dans les parenchymes, la congestion, en hypertrophiant et en ramollissant leur tissu, les prédispose aux ruptures spontanées et traumatiques ; *b.* Dans les membranes, elle y prépare et y entretient l'hémorrhagie.

La congestion n'est pas favorable à la réunion par première intention ; dans la grande majorité des cas, les tentatives autoplastiques ne réussissent pas et peuvent être suivies d'étranglement et de sphacèle.

Le traumatisme opératoire doit donc respecter les tissus congestionnés au double point de vue de la prophylaxie des accidents et de la réussite des opérations.

2° *Tissus enflammés.* — Les effets du traumatisme y sont très-différents, suivant la nature du traumatisme et les périodes de l'inflammation.

A la période congestive, une pression, une exploration peu ménagée, un choc, en un mot toutes les variétés du traumatisme ayant les caractères de la contusion, retardent la résolution et peuvent déterminer ou hâter la suppuration.

Au contraire, un débridement, c'est-à-dire une incision large et profonde allant jusqu'aux agents d'étranglement, l'extraction d'un corps étranger, la réduction d'un organe accidentellement ectopié, prévient le sphacèle, modère les phénomènes inflammatoires et active la résolution.

Il en est de même de l'ouverture des collections purulentes ayant le caractère général des abcès chauds.

La section des tissus enflammés par l'instrument tranchant se complique facilement d'hémorrhagie.

Des accidents plus rares, mais aujourd'hui bien démontrés, peuvent compliquer le traumatisme accidentel ou chirurgical portant sur des tissus enflammés et suppurants. Ce sont :

a. Des *accidents nerveux* ayant présenté en général les caractères du tétanos ou entraîné la mort subite par le mécanisme de l'acte réflexe.

La condition nécessaire à la production de ces accidents paraît être la présence d'un tronc ou de ramuscules nerveux *enflammés* dans la plaie.

b. Des *accidents septiques* survenant très-rapidement et pouvant se traduire par une lymphangite, un érysipèle, une septicémie, une pyohémie.

Ces faits commandent une réserve extrême dans l'exploration des plaies, quand elle n'est pas absolument indispensable, ou l'emploi de moyens propres à les prévenir (désinfection préalable des plaies, opération en un seul temps, cautérisation des bords de la plaie, etc.).

II. *Tissus chroniquement enflammés.* — Deux processus très-différents peuvent être la conséquence du traumatisme intéressant ces tissus :

1° Le retour à l'inflammation aiguë;

2° La tendance à l'ulcération.

Le premier processus est souvent recherché dans un but thérapeutique.

Dans un certain nombre de cas, il est obtenu sans que l'inflammation aille jusqu'à la suppuration, et cette suppuration est alors un accident.

Dans d'autres cas, les tissus ne peuvent se modifier que sous l'influence de la suppuration.

Cette inflammation suppurative, qui peut se compliquer d'accidents (érysipèle, hémorrhagie, etc.) dus à la nature des tissus blessés, peut ramener ces tissus à leur état normal.

La tendance à l'ulcération, sous l'influence des traumatismes, est un fait commun à toutes les classes de tissus de nouvelle formation, dans lesquels on peut faire rentrer les tissus chroniquement enflammés.

3° *Tissus malades par troubles de l'innervation.* — Au point de vue de la réaction au traumatisme, on doit distinguer avec soin, dans les tissus, 1° les troubles de l'innervation liés à un état particulier des centres de réception, sans lésion démontrable (hystérie, aliénation mentale); 2° ceux qui se rattachent à une lésion visible des éléments nerveux.

Dans le premier cas, les troubles dans la vitalité des tissus sont peu accusés. On ne constate guère que des modifications de l'action vaso-motrice avec ses conséquences, anémie ou congestion.

La résistance aux irritations extérieures et la réparation des tissus y semblent normales.

Dans le second cas, il peut y avoir : a, *défaut d'action nerveuse*; b, *irritation morbide des éléments nerveux.*

Le défaut d'action nerveuse n'entraîne qu'à la longue des troubles de la nutrition ; il crée une prédisposition morbide en permettant des congections actives ou passives par trouble vaso-moteur.

L'irritation morbide est promptement suivie des troubles dits *trophiques*, sur la production desquels le traumatisme semble n'avoir qu'une influence douteuse.

Nos connaissances sont encore bornées sur la marche des traumatismes portant sur des tissus malades par trouble de l'innervation.

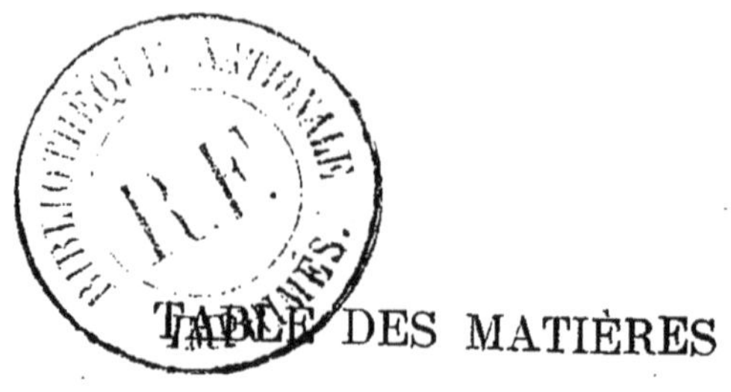

TABLE DES MATIÈRES

A. PARENT, imprimeur de la Faculté de Médecine, rue Mr-le-Prince, 31

BEALE. — **De l'urine, des dépôts urinaires et des calculs**, de leur composition chimique, de leurs caractères physiologiques et pathologiques, et des indications thérapeutiques qu'ils fournissent dans le traitement des maladies. Traduit de l'anglais, noté par OLLIVIER et BERGERON, 1865, in-18 jésus, de xxx-540 pages avec 163 figures. 7 fr.

BERNARD (Cl.)—**Leçons sur la glycogenèse animale et le diabète**, 1877, 1 vol. in-8. 600 p., avec figures, 7 fr.

COUSOT. — **Étude sur la nature, l'étiologie et le traitement de la fièvre typhoïde**. 1874. in-4, 369 pages. 9 fr.

DELEFOSSE. — **Procédés pratiques pour l'analyse des urines**, des dépôts et des calculs urinaires, 2e *édition*. 1876. in-18, 200 pages, avec 18 planches comprenant 72 figures 2 fr. 50

FRERICHS. — **Traité pratique des maladies du foie, des vaisseaux hépatiques et des voies biliaires**, traduit par DUMÉNIL et PELLAGOT. 3e *édition*. 1877. in 8 de 900 pages, avec 158 figures. 12 fr.

GRIESINGER. — **Traité des maladies infectieuses**. Maladies des marais, fièvre jaune, maladies typhoïdes (fièvre pétéchiale ou typhus des armées, fièvre typhoïde, fièvre récurrente ou à rechutes, typhoïde bilieuse, peste), choléra, 2e *édition*, revue corrigée et annotée par E. VALLIN, professeur à l'école du Val-de-Grâce, in-8, xxxii-742 pages. 10 fr.

GUBLER. — **Commentaires thérapeutiques du Codex medicamentarius** ou Histoire de l'action physiologique et des effets thérapeutiques des médicaments inscrits dans la Pharmacopée française, *Deuxième édition*. 1872, gr. in-8, de xviii-930 pages, Cart. 45 fr.

LANDOUZY (Louis). — **Contribution à l'étude des convulsions et paralysies** liées aux méningo-encéphalites fronto-pariétales, par le docteur Louis LANDOUZY. 1876, in-8 de 248 pages, avec 6 figures intercalées dans le texte et en lithographie. 5 fr.

LEUDET. **Clinique médicale** de l'Hôtel-Dieu de Rouen, 1874, 1 vol. de 650 pages. 8 fr.

LORAIN (P.). — **De l'Albuminurie**, 1860, in-8. 2 fr. 50

— **Études de médecine clinique** faites avec l'aide de la méthode graphique et des appareils enregistreurs. **Le pouls**, ses variations et ses formes diverses dans les maladies. 1870, 1 vol. gr. in-8 de 372 pages avec 488 fig. 10 fr.

MOLÉ. — **Signes précis du début de la convalescence dans les maladies aiguës**, 1870, gr. in-8 de 112 pages avec 23 figures. 3 fr.

PEYROT. — **Étude expérimentale et clinique sur le thorax des pleurétiques** et sur la pleurotomie. 1876, in-8, 154 pages. 3 fr.

ROBIN (Charles). — **Traité du microscope**, son mode d'emploi, ses applications à l'étude des injections, à l'anatomie humaine et comparée, à l'anatomie médico-chirurgicale, à l'histoire naturelle animale et végétale, et à l'économie agricole, par Ch. ROBIN, professeur à la Faculté de médecine de Paris, membre de l'Institut. *Troisième édition*. 1877, in-8, 1028 pages avec 317 figures et 3 planches cartonnées. 20 fr.

— **Leçons sur les humeurs** normales et morbides du corps de l'homme. *Deuxième édition*, 1874, 1 vol. in-8 de xii-1008 pages, avec 35 fig., cart. 18 fr.

ROBIN (Ch.) et VERDEIL (F.). — **Traité de chimie anatomique et physiologique**, normale et pathologique, ou des principes immédiats normaux et morbides qui constituent le corps de l'homme et des mammifères, 1853, 3 vol. in-8, avec atlas de 45 planches en partie coloriées. 36 fr.

TEISSIER (L.-J.). — **Du Diabète phosphatique**. Recherches sur l'Élimination des phosphates par les urines. Conditions physiologiques modifiant l'élimination des phosphates; influence du régime alimentaire, variations pathologiques. Paris, 1877, gr. in-8, 176 pages, avec 1 planche de tracés. 3 fr.

Paris. A. PARENT, imprimeur de la Faculté de Médecine, rue Mr-le-Prince, 31.

www.ingramcontent.com/pod-product-compliance
Ingram Content Group UK Ltd.
Pitfield, Milton Keynes, MK11 3LW, UK
UKHW021054200726
13857UKWH00003B/917

9 782012 970861